Alfred Hochrein

Nachbehandlung d. VKB-Plastik: Wassergefülltes Softbrace vs. Hardbrace

Alfred Hochrein

Nachbehandlung d. VKB-Plastik: Wassergefülltes Softbrace vs. Hardbrace

Führt ein wassergefülltes Soft Brace nach Kniebandrekonstruktion frühzeitiger zu physiologischer Kniefunktion?

Südwestdeutscher Verlag für Hochschulschriften

Impressum / Imprint
Bibliografische Information der Deutschen Nationalbibliothek: Die Deutsche Nationalbibliothek verzeichnet diese Publikation in der Deutschen Nationalbibliografie; detaillierte bibliografische Daten sind im Internet über http://dnb.d-nb.de abrufbar.
Alle in diesem Buch genannten Marken und Produktnamen unterliegen warenzeichen-, marken- oder patentrechtlichem Schutz bzw. sind Warenzeichen oder eingetragene Warenzeichen der jeweiligen Inhaber. Die Wiedergabe von Marken, Produktnamen, Gebrauchsnamen, Handelsnamen, Warenbezeichnungen u.s.w. in diesem Werk berechtigt auch ohne besondere Kennzeichnung nicht zu der Annahme, dass solche Namen im Sinne der Warenzeichen- und Markenschutzgesetzgebung als frei zu betrachten wären und daher von jedermann benutzt werden dürften.

Bibliographic information published by the Deutsche Nationalbibliothek: The Deutsche Nationalbibliothek lists this publication in the Deutsche Nationalbibliografie; detailed bibliographic data are available in the Internet at http://dnb.d-nb.de.
Any brand names and product names mentioned in this book are subject to trademark, brand or patent protection and are trademarks or registered trademarks of their respective holders. The use of brand names, product names, common names, trade names, product descriptions etc. even without a particular marking in this works is in no way to be construed to mean that such names may be regarded as unrestricted in respect of trademark and brand protection legislation and could thus be used by anyone.

Coverbild / Cover image: www.ingimage.com

Verlag / Publisher:
Südwestdeutscher Verlag für Hochschulschriften
ist ein Imprint der / is a trademark of
AV Akademikerverlag GmbH & Co. KG
Heinrich-Böcking-Str. 6-8, 66121 Saarbrücken, Deutschland / Germany
Email: info@svh-verlag.de

Herstellung: siehe letzte Seite /
Printed at: see last page
ISBN: 978-3-8381-3596-0

Zugl. / Approved by: Halle (Saale), Univ., Med. Fak., Diss., 57 Seiten, 2010

Copyright © 2012 AV Akademikerverlag GmbH & Co. KG
Alle Rechte vorbehalten. / All rights reserved. Saarbrücken 2012

Referat

Fragestellung: In einer klinischen Vergleichsstudie an Patienten, die sich einer arthroskopisch kontrollierten Vorderen Kreuzbandplastik in Hamstring-Technik unterzogen, wurde untersucht, ob sich die funktionellen Ergebnisse unter Verwendung eines von uns neu entwickelten wassergefüllten Soft Braces von denen bei Nutzung eines Hard Brace unterscheiden.

Hypothese: Die Nachbehandlung von Kniebandrekonstruktionen mit einem durch die Studiengruppe entwickelten, wassergefüllten Soft Brace führt zu einer geringeren Schwellung und Stauung des Beines und einer frühzeitigeren Wiedererlangung einer physiologischen Kniefunktion.

Methoden: In einer prospektiv randomisierten klinischen Vergleichsstudie (Evidenzlevel 2) trugen 73 Patienten entweder ein standardisiertes Hard Brace (n = 36) oder unser wassergefülltes Soft Brace mit seitlichen Scharnier-Verstrebungen (n = 37). Die Patienten wurden einmal präoperativ und siebenmal postoperativ untersucht. Postoperative Schienenversorgung für 6 Wochen. Nachuntersuchungszeit: 1 Jahr. Gesammelte Daten: Erguss-Status, Schwellung, Oberschenkelumfang, Bewegungsumfang, Stabilität (KT1000-Arthrometer™), IKDC 2000, Lysholm- und Tegner-Scores. Statistik: t-Test für unverbundene Stichproben, Signifikanz: $p < 0.05$.

Ergebnisse: Soft Brace: signifikant geringerer Erguss nach 5 Tagen ($p = 0.002$), 12 Tagen ($p < 0.001$), 6 Wochen ($p < 0.001$) und 12 Wochen ($p = 0.024$); signifikant höheres IKDC "subjective rating" 6 Wochen ($p = 0.020$) bis 12 Monate postoperativ ($p = 0.002$); signifikant höhere Tegner ($p = 0.004$) und Lysholm ($p = 0.006$) Scores 6 und 12 Wochen ($p < 0.001$ für beide Scores) postoperativ. Hard Brace: signifikant größeres Extensionsdefizit 5 Tage ($p = 0.036$) bis 12 Monate ($p = 0.014$) postoperativ.

Bei keiner Nachuntersuchung signifikante Unterschiede in Stabilität, Oberschenkelverschmächtigung oder Gesamtbewegungsumfang.

Schlussfolgerung: Im Vergleich zum klassischen Hard Brace bei der Nachbehandlung der vorderen Kreuzbandplastik war das wassergefüllte Soft Brace in Bezug auf Erguss, Schwellung und mittelfristige subjektive Beurteilung des Kniegelenks überlegen.

Das wassergefüllte Soft Brace stellt eine sichere Alternative zum klassischen Hard Brace mit mehreren Vorteilen gegenüber diesem dar.

Hochrein, Alfred: Nachbehandlung der vorderen Kreuzbandplastik mit wassergefülltem Soft Brace im Vergleich zum Hard Brace
Halle (Saale), Univ., Med. Fak., Diss., 57 Seiten, 2010

1.	**EINLEITUNG**	**1**
2.	**MATERIAL UND METHODEN**	**3**
2.1.	PATIENTENKOLLEKTIV	3
2.1.1.	*Einschlusskriterien für die Studienteilnahme*	*3*
2.1.2.	*Ausschlusskriterien*	*4*
2.1.3.	*Alters- und Geschlechtsverteilung*	*4*
2.1.4.	*Randomisierung*	*4*
2.1.5.	*Braces*	*4*
2.1.6.	*Operation*	*5*
2.1.7.	*Nachbehandlung*	*6*
2.2.	UNTERSUCHUNGEN	7
2.2.1.	*Voruntersuchung: T00 (präoperativ)*	*7*
2.2.2.	*Nachuntersuchung: T01 (postoperativer Tag)*	*11*
2.2.3.	*Nachuntersuchung: T02 (5 Tage postoperativ)*	*11*
2.2.4.	*Nachuntersuchung: T03 (12 Tage postoperativ)*	*12*
2.2.5.	*Nachuntersuchung: T04 (6 Wochen postoperativ)*	*13*
2.2.6.	*Nachuntersuchung: T05 (12 Wochen postoperativ)*	*14*
2.2.7.	*Nachuntersuchung: T06 (6 Monate postoperativ)*	*16*
2.2.8.	*Nachuntersuchung: T07 (12 Monate postoperativ)*	*17*
2.3.	STATISTISCHE AUSWERTUNG	18
3.	**ERGEBNISSE**	**19**
3.1.	PERIOPERATIVE DATEN- UND BEFUNDERHEBUNG	19
3.1.1.	*Anamnestische Daten und magnetresonanztomografische Befunde*	*20*
3.1.2.	*Präoperativ erhobene Untersuchungsbefunde*	*21*
3.1.3.	*Intraoperative Befunde laut Operationsbericht*	*21*
3.1.4.	*Zusätzliche Eingriffe laut Operationsbericht*	*22*
3.2.	ERGUSS, WEICHTEILSCHWELLUNG UND LYMPHÖDEM	22
3.2.1.	*Inspektion und Palpation*	*22*
3.2.2.	*Relevante Umfangsmaße des Beines*	*23*
3.2.3.	*Distale Umfangmaße*	*27*
3.2.4.	*Erguss-Punktionen des Kniegelenks*	*27*
3.3.	BEWEGUNGSUMFANG	27
3.3.1.	*Streckdefizit*	*27*
3.3.2.	*Beugedefizit*	*28*
3.4.	HYPOTROPHIE DES OBER- UND UNTERSCHENKELS	28
3.5.	TEMPERATURMESSUNG	30
3.6.	BILDGEBUNG	32
3.7.	TEGNER UND LYSHOLM SCORES	33
3.8.	STABILITÄT/INSTABILITÄT	33
3.9.	IKDC DATEN	35
3.9.1.	*Subjektive Beurteilung des Knies*	*35*
3.9.2.	*Objektive IKDC Einstufung*	*36*
3.10.	SUBJEKTIVE DATEN DES EIGENEN FORMBLATTES	37
3.10.1.	*Schmerzen*	*37*
3.10.2.	*Charakteristische Beschwerden*	*40*
3.11.	OBJEKTIVE DATEN DES EIGENEN FORMBLATTES	41
4.	**DISKUSSION**	**43**
5.	**SCHLUSSFOLGERUNG**	**48**

6.	**LITERATURVERZEICHNIS**	49
7.	**THESEN DER DISSERTATION**	57
8.	**ANLAGEN**	58

1. Einleitung

Mit einer Prävalenz von 1:3000 in den USA [1] oder etwa 200000 neuen Verletzungen pro Jahr [2] ist die vordere Kreuzbandruptur eine häufige Verletzung, die vor allem im Freizeit- und Wettkampfsport, jedoch auch bei anderen Aktivitäten auftritt. Falls das betroffene Knie in Folge der Verletzung eine bleibende Instabilität davonträgt, die sich beim Sport oder sogar im täglichen Leben bemerkbar macht, stellt die vordere Kreuzbandruptur einen erheblichen Risikofaktor für Folgeverletzungen an Meniskus und Knorpel dar, die mit späterem arthrotischen Geschehen in Verbindung gebracht werden [3-7].

Nicht selten ist somit zur Wiederherstellung der Gelenkstabilität die operative Rekonstruktion des vorderen Kreuzbandes indiziert. Durch schonendere Operationstechniken und effektivere Rehabilitationsprotokolle hat diese stark an Popularität gewonnen. Viele Operateure bevorzugen heute den vorderen Kreuzbandersatz mittels „Hamstring-Technik" (doppeltes oder vierfaches autologes Sehnentransplantat aus dem Musculus Semitendinosus und/oder Musculus Gracilis) gegenüber der Verwendung der Patellarsehne mit proximalem und distalem Knochenblock (bone-patellar-tendon-bone bzw. BPTB-Technik). Das autologe Sehnentransplantat aus den „Hamstring-Sehnen" bietet zahlreiche Vorteile. Neben Hinweisen auf eine verbesserte Funktion im Sinne einer geringeren Asymmetrie bei der Gang-Analyse [8] zeichnete sich in mehreren Studien eine geringere Transplantat-Entnahme-Morbidität im Vergleich zum Patellarsehnentransplantat ab [9-16].

Eine weitere Schlüsselrolle in der Prognose der vorderen Kreuzbandrekonstruktion stellt die Rehabilitation dar. Die aktuelle Datenlage stützt die Prinzipien beschleunigter Nachbehandlungsschemata mit zügiger Aufbelastung und früher Freigabe des Bewegungsumfanges [9, 17-19].

Während der Großteil der Operateure eine Nachbehandlung ihrer Patienten in Anlehnung an diese Protokolle anstrebt, wird die Verwendung und Verordnung von Kniegelenksorthesen für den postoperativen Zeitraum nach wie vor kontrovers diskutiert [20]. Umfragen in Deutschland, Australien und den USA berichten, dass 56,2% bis 85% der Operateure ihren Patienten postoperativ ein Hard Brace verordnen, das der in dieser Studie verwendeten 4-Punkt-Orthese entspricht [21-23]. Einige empfehlen ihren Patienten Soft Braces oder Bandagen [24], andere halten die Verwendung von Orthesen für unnötig [14, 25] oder, in manchen Fällen, sogar schädlich [17, 26, 27]. Bei den handelsüblichen 4-Punkt-Orthesen werden das physiologische Roll-Gleitverhalten des Kniegelenkes und die Schlussrotation gestört [27]. Dies kann in Kombination mit veränderten Drehmomenten an Hüft-, Knie- und Sprunggelenk zu einem unphysiologischen Gangbild führen [28]. So können auch das Laufen und schnelle Richtungswechsel durch eine Orthese behindert sein [29].

Es scheint zunächst offensichtlich, dass eine Kniegelenksorthese das Transplantat während den Phasen der Ossifikation in den Bohrkanälen und der Zeit des Remodelings [30] schützt. Tatsächlich konnte gezeigt werden, dass einige Orthesen die femoro-tibiale anterior-posterior Translation einschränken können [31]. Die Untersuchungen wurden hier jedoch nicht unter Belastung durchgeführt. Einzelne Studien sprechen den Orthesen eine Verringerung der Beanspruchung des VKB-Transplantats bei geringen Belastungen zu. Nach Studienlage gerät dieser protektive Effekt allerdings bei stärkerer Belastung des Kniegelenks schnell an seine Grenzen [32, 33]. Bei VKB-insuffizienten Patienten zeigten sich beim Springen mit und ohne Orthese nur minimale Unterschiede in der Kinematik der tibiofemoralen Bewegung [34], beim Laufen auf dem Laufband eine stärkere Aktivierung der Hamstring Muskulatur und geringere Aktivierung des Quadriceps femoris als möglicher Hinweis auf eine Brace-induzierte bessere muskuläre Stabilisierung des Kniegelenks [35].

Jede Form von Orthesen-Behandlung kann zu Problemen führen: Viele Patienten fühlen sich durch die Orthese eingeschränkt und nutzen sie deshalb nicht, was die Orthesen-Verordnung zu einer Fehlinvestition macht. Diese Patienten berichten häufig über Abrutschen und Wandern der Orthese beim Tragen. Dies führt in der Konsequenz zu einer unphysiologischen Kniegelenk- und Beinbewegung. Dem wirken die Patienten meist durch engere Befestigung der Orthese entgegen. Hierdurch kommt es zu verstärkter Stase und Ergussneigung, sowie vermehrtem Lymphödem und Druckstellen. Schmerzen und Bewegungseinschränkungen sind die Folge [32, 33].

Trotz Unbehagen und möglicher Redundanz der Orthesenbehandlung nach vorderer Kreuzbandplastik fühlen sich einige Patienten unsicher und bitten um eine Orthese. Außerdem treten Weichteilschwellung, Erguss und Lymphödem postoperativ, unabhängig von Orthesenbehandlung, regelmäßig auf. Studien, die Kryotherapie mittels Eisbeutel mit der Kombination Kompressionsbandage mit Möglichkeit zur Kühlung verglichen, ergaben Hinweise auf die Überlegenheit dieser Kombination [36]. Andere Autoren konnten keinen signifikanten Unterschied zwischen Gruppen feststellen, deren Kryotherapie/Kompressionsbandage entweder mit ständig erneuertem Eiswasser oder Wasser bei Raumtemperatur befüllt worden war [37]. In Konsequenz schrieben sie die mutmaßlichen Vorteile vor allem der Kompression zu. Diese Optionen beinhalten jedoch weder eine Schienung oder Stabilisierung des

Kniegelenks im Sinne einer Orthese, noch sind sie für die Verwendung unter Belastung geeignet, während der eine Kompression besonders wünschenswert wäre.

Hieraus ergab sich der Impuls, eine Orthese zu entwickeln, die Kompression, Kühlung und Stabilisierung des Kniegelenks vereint. In der vorliegenden Studie soll die Fragestellung geklärt werden, ob ein wassergefülltes Soft Brace als Alternative zum klassischen Hard Brace verwendet werden kann. Unter der Hypothese, kontinuierliche Kompression mit halbelastischer Stabilisierung und Kühlung des Kniegelenks könne Schwellung und Erguss der Frühphase bei vergleichbarem objektiven Gelenkbefund der Spätphase reduzieren untersucht diese prospektiv randomisierte klinische Vergleichsstudie Unterschiede zwischen zwei Patientengruppen, die postoperativ für 6 Wochen entweder mit einer klassischen 4-Punkt Orthese oder der zu Studienzwecken entwickelten Orthese behandelt wurden. Die Untersuchungen fanden bis zu einem Zeitraum von 12 Monaten postoperativ statt.

2. Material und Methoden

2.1. Patientenkollektiv

Im Zeitraum von 28.02.2006 bis 18.10.2006 konnten insgesamt 73 den Einschlusskriterien entsprechende Patienten in die prospektive Studie aufgenommen werden, die sich einer elektiven Ersatzplastik des vorderen Kreuzbandes durch zwei Operateure gleicher Erfahrung unterzogen. Die Patienten wurden einige Tage vor dem geplanten Operationstermin über Zweck und Umfang der Studie informiert. Die Teilnahme an der Studie war freiwillig. Eine entsprechende schriftliche Einverständniserklärung wurde unterzeichnet. Die Studie war genehmigt durch die Ethik-Kommission der Medizinischen Fakultät der Martin-Luther-Universität Halle - Wittenberg mit Schreiben vom 03.11.2005.

2.1.1. Einschlusskriterien für die Studienteilnahme

Alter zwischen 17 und 60 Jahre
ASA I-II
normales Körpergewicht (Broca ± 15 %)

Arthroskopisch assistierte Erstoperation mit Ersatz des vorderen Kreuzbandes in Hamstring-Technik

2.1.2. Ausschlusskriterien

Hintere Instabilitäten
Seitenbandinstabilitäten > I°
Voroperationen (VKB)
Achsfehlstellung (Varus/Valgus > 5°)
Gonarthrose > I° (Fairbank [38])

2.1.3. Alters- und Geschlechtsverteilung

Das mittlere Alter der 73 Patienten betrug 36,12 Jahre, der jüngste Patient war 17, der älteste 58 Jahre alt. Es waren 42 Frauen mit einem mittleren Alter von 36,71 Jahren und 31 Männer mit einem mittleren Alter von 35,32 Jahren unter ihnen. Nach demographischen Gesichtspunkten zeigten sich beide Gruppen repräsentativ für die Region [39].

2.1.4. Randomisierung

Am Ende der Voruntersuchung wurde jeder Patient einer der zwei Brace-Gruppen zugelost. Hierzu musste er aus einem verschlossenen, nicht transparenten Behälter ein Los ziehen, auf dem entweder Soft Brace oder Hard Brace vermerkt war.

2.1.5. Braces

Den 36 Patienten der Hard Brace Gruppe mit einem mittleren Alter von 37,92 Jahren wurde eine handelsübliche 4-Punkt-Orthese angepasst (Abb.1).

Die 37 Patienten der Soft Brace Gruppe, mittleres Alter 34,68 Jahre, bekamen vom Untersucher das von der Studiengruppe entwickelte wassergefüllte Soft

Brace (Abb. 1) angepasst. Dieses wurde unmittelbar nach der Operation locker über dem elastischen Verband angebracht und mit initial kaltem Wasser (ca. 12°C) befüllt. Jeder der Soft Brace Patienten erhielt einen Flüssigkeitsbehälter, der ihm den bedarfsweisen Wechsel des Wassers gestattete.

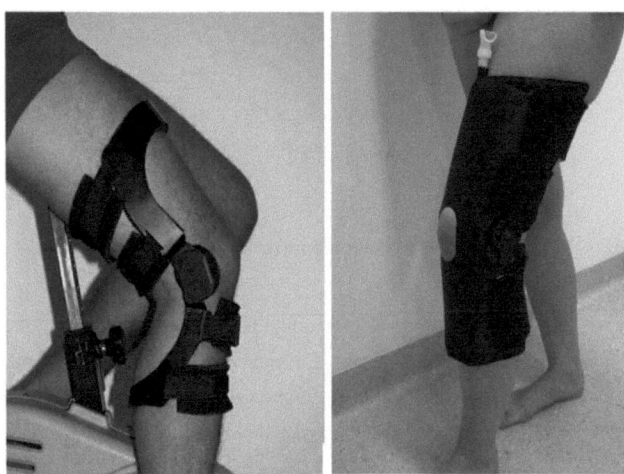

Abb. 1: Hard Brace (links), unser Soft Brace (rechts)

Beide Orthesen wurden bis zum Untersuchungszeitpunkt T03 (12 Tage postoperativ) auf einen Bewegungsumfang von 0°/0°/90° Extension/Flexion eingestellt. Danach erfolgte die Freigabe des vollen Bewegungsumfanges.

In der Einverständniserklärung verpflichteten sich die Patienten zum ganztägigen Tragen der jeweiligen Orthese für die ersten sechs postoperativen Wochen. Patienten, die zum Untersuchungszeitpunkt T04 (6 Wochen postoperativ) angaben, sie hätten das Brace nicht ganztägig getragen, wurden von der Studie ausgeschlossen.

2.1.6. Operation

Alle teilnehmenden Patienten erhielten eine arthroskopisch assistierte vordere Kreuzbandplastik in Hamstring-Technik. Meist wurde zusätzlich zur

Semitendinosussehne die Grazilissehne als freies Transplantat entnommen, um einen ausreichend großen Durchmesser zu gewährleisten.

Nach Entnahme wurde das Transplantat durch den assistierenden Arzt vorgespannt und mit resorbierbarem Nahtmaterial armiert. Zeitgleich erfolgten die Anlage des tibialen und femoralen Bohrkanals, gegebenenfalls auch einer Notch-Plastik, sowie, falls erforderlich, Knorpelglättung und Meniskusteilentfernung oder -trepanation. Der femorale Bohrkanal wurde über den anteromedialen Arthroskopiezugang angelegt.

Im Anschluss wurde das fertige Transplantat transtibial bis in den femoralen Bohrkanal gezogen und dort mit resorbierbaren PLLA-Stiften im Sinne einer Querverriegelung fixiert. Vor der Befestigung im tibialen Bohrkanal mit einer resorbierbaren Interferenzschraube wurde das Knie unter 90N Zug am Transplantat 25x durchbewegt und der Impingement-freie Verlauf im Gelenk überprüft.

2.1.7. Nachbehandlung

Die Nachbehandlung erfolgte für die Patienten beider Orthesen-Gruppen nach einem standardisierten Nachbehandlungsprotokoll (Anlage 2), basierend auf dem Protokoll nach Steadman [40], modifiziert nach Mayr [41]. Die Nachuntersuchungen für die Studie fanden statt: 1 Tag postoperativ (T01), 5 Tage postoperativ (T02), 12 Tage postoperativ (T03), 6 Wochen postoperativ (T04), 12 Wochen postoperativ (T05), 6 Monate postoperativ (T06) und 1 Jahr postoperativ (T07). Am ersten postoperativen Tag wurden im Rahmen der T01-Untersuchung die intraartikuläre und subkutane Redon-Drainage, sowie die elastische Wickelung entfernt.

Am zweiten postoperativen Tag wurde eine Röntgen-Kontrollaufnahme angefertigt, die zum Untersuchungszeitpunkt T02 (5 Tage postoperativ) für die Studie beurteilt wurde.

Die Hautnähte wurden 12-14 Tage postoperativ entfernt.

2.2. Untersuchungen

Dieser Teil beschreibt sämtliche Vor- und Nachuntersuchungstermine mit ihren Gemeinsamkeiten und Unterschieden, sowie Untersuchungstechniken und – Geräte. Die Daten wurden auf einem eigens erstellten Formblatt (Kriterien nach Mayr et al. [42], Anlage 3) und, falls zutreffend, auf dem IKDC 2000 Formblatt für die Knieuntersuchung (Anlage 4) dokumentiert [43, 44]. Hier konnten die Patienten präoperativ und zwölf Monate postoperativ mittels Summenscore, definiert durch das jeweils schlechteste Ergebnis in einem der Subscores, in vier Gruppen unterteilt werden: A, normales Knie; B, beinahe normales Knie; C, abnormales Knie; D, stark abnormales Knie.

2.2.1. Voruntersuchung: T00 (präoperativ)

Begonnen wurde mit der standardisierten Anamnese nach IKDC 2000 (Formblatt zur Anamnese des Knies des IKDC Ausschusses, Anlage 5), das Fragen nach dem betroffenen Knie, dem Zustand des kontralateralen Knies, Hauptbeschwerde, Unfallmechanismus und vorhandener Bildgebung behandelt.

Im Anschluss durfte jeder Patient das IKDC 2000 Formblatt zur subjektiven Beurteilung des Knies (Anlage 6) bearbeiten, das mit seinen Gruppen- und Summenscores einen Überblick über die patienteneigene Einschätzung des verletzten Knies bietet.

Weiter erfolgte die Anamnese nach eigenem Vordruck (Hein W, Mayr H; Anlage 3). Hier wurden Angaben zur Zeitspanne zwischen Unfall und Operation erfragt. Befunde präoperativer Bildgebung, sowie intraoperativer Befund wurden aus den Patientendaten und der OP-Dokumentation ermittelt.

Ein weiteres, eigens erstelltes Formblatt bestand aus einem subjektiven Teil, den der Patient selbst ausfüllen durfte, und einem objektiven Teil, den der Untersucher vervollständigte.

Subjektiver Teil

Im subjektiven Teil wurden dem Patienten zunächst eine VAS (visuelle Analogskala) zur Beurteilung der aktuellen Schmerzsituation vorgelegt [45]. Diese war unterteilt in die Bereiche „Schmerz im täglichen Leben", „Schmerz in Ruhe", „Schmerz bei leichter körperlicher Belastung", Schmerz bei sportlicher Belastung". Der Patient durfte für die jeweilige Tätigkeit das Schmerzniveau auf einer Skala von 0 bis 10 angeben, wobei 0 keinerlei Schmerzen und 10 unerträgliche Schmerzen bedeuten sollte.

Der nächste Abschnitt bat den Patienten um eine Einschätzung seines Beschwerdegrades. Die Wahl zwischen „mäßig", „mittel" und „stark" war gegeben.

Das letzte subjektive Segment des Formblattes gab dem Patienten die Möglichkeit zur Auswahl einiger charakteristischer Beschwerden bzw. deren Fehlen, im Einzelnen:

  kein Schmerz
  kein Schmerz beim Knien auf der zu operierenden Seite
  Schmerz beim Knien auf der zu operierenden Seite
  Knien auf der zu operierenden Seite schmerzbedingt nicht möglich
  Schmerzen beim Stehen
  Ruheschmerz
  Schmerzen beim Gehen in der Ebene
  Schmerz beim Bergabgehen
  Schmerz beim Bergaufgehen
  Schmerz beim Aufstehen aus dem Sitzen
  Einnahme der Hocke unmöglich
  Einbeinige Kniebeuge unmöglich
  Bewegungseinschränkung
  Blockaden

Objektiver Teil

Körperliche Untersuchung
Sämtliche körperliche Untersuchungen und Messungen wurden von demselben Untersucher durchgeführt. Als Vergleich zum zu operierenden,

später operierten Knie diente jeweils das kontralaterale, gesunde Knie des Patienten [46].

Inspektion:
Vorerst erfolgte die Inspektion der Knie. Im Stand wurde die Beinachse beurteilt. Im Liegen konnte daraufhin ein Überblick über Schwellung, Narben und Hypotrophie gewonnen werden.

Palpation:
Die anschließende Palpation gab Aufschluss über Kniegelenkserguss, Druckschmerz, tastbares Dissektat, sowie femoro-tibiale oder retropatellare Crepitatio. Zur Beurteilung der Ausprägung des Ergusses wurden „tanzende Patella" und Bulge-Zeichen herangezogen und wie folgt dokumentiert: 0 (kein Erguss), 1 (< 25 cm² - palpabel nach Ausstreichen der Gelenkkapsel), 2 (25 – 60 cm² - sichtbar), 3 (> 60 cm² - pralle Gelenkkapsel) [47].

Funktionstests:
Fortgefahren wurde mit den Funktionstests. Beurteilt wurden hier mediale und laterale Aufklappbarkeit, Lachman Test und Pivot-Shift Test.

Messungen
Umfangmaße:
Zunächst wurden an jedem Bein 9 Messpunkte für die Abnahme der Umfangmaße markiert:
    20cm oberhalb oberem Patellarand
    15cm oberhalb oberem Patellarand
    10cm oberhalb oberem Patellarand
    5cm oberhalb oberem Patellarand
    Oberer Patellarand
    Patellamitte
    Unterer Patellarand
    Maximaler Wadenumfang
    Fesselumfang

Alle Umfänge wurden mit demselben Maßband der Firma Bauerfeind gemessen.

Bewegungsumfang:

Zur Dokumentation des Bewegungsumfanges wurden beidseits die jeweiligen Winkel der maximal möglichen aktiven/passiven Extension und Flexion im Kniegelenk gemessen. Hierzu verwendeten wir ein handelsübliches orthopädisches Goniometer aus transparentem Kunststoff mit je 20 cm Armlänge und kalkulierten die Differenz zwischen den beiden Kniegelenken [48-50].

Hauttemperatur:

Temperaturmessungen an der Haut erfolgten mit dem digitalen Infrarotthermometer bosotherm medical (Bosch + Sohn GmbH u. Co., Fabrik mediz. Apparate, Bahnhofstr. 64, 72417 Jungingen, Deutschland) an folgenden Punkten:

- Kniekehle medial
- Kniekehle lateral
- Infrapatellar medial
- Infrapatellar lateral
- Suprapatellar im Bereich des recessus suprapatellaris

Vorschub (Ventraltranslation der Tibia):

Der Vorschub der Tibia gegen das Femur zur Beurteilung der anterior-posterioren Stabilität/Instabilität wurde mit dem KT 1000™ Knee Ligament ARTHROMETER® (patent no. 4,583,555 MEDmetric® Corp., San Diego, CA) gemessen. Hierbei wurden folgende Zug-/Druckstufen verwendet:

- Zug mit 15 lbs nach ventral
- Zug mit 20 lbs nach ventral
- Zug mit 30 lbs nach ventral
- Maximaler manueller Zug nach ventral
- Druck mit 15 lbs nach dorsal
- Druck mit 20 lbs nach dorsal

2.2.2. Nachuntersuchung: T01 (postoperativer Tag)

Subjektiver Teil:

Am ersten postoperativen Tag füllten die Patienten zunächst das IKDC 2000 Formblatt zur subjektiven Beurteilung des Knies (Anlage 6) aus. Anschließend war der subjektive Teil eines eigens erstellten Formblattes zu bearbeiten. Zum Untersuchungszeitpunkt T01 bestand dieser aus folgender VAS (visuelle Analogskala):

    VAS Schmerzen im täglichen Leben (0-10)
    VAS Schmerzen in Ruhe (0-10)
    VAS Schmerzen bei leichter körperlicher Belastung (0-10)

Objektiver Teil:
Anamnese:
Anamnestisch wurden vorangegangene Erguss-Punktionen des operierten Kniegelenks erfragt.

Klinische Untersuchung:
Palpatorisch und inspektorisch konnten Erguss, Überwärmung, Rötung und Lymphödem beurteilt werden.

Messungen:
Zu diesem Zeitpunkt wurden der schmerzfreie Bewegungsumfang bestimmt und an denselben Messpunkten der Voruntersuchung die Umfangmaße beider Beine, sowie Hauttemperaturen abgenommen.

2.2.3. Nachuntersuchung: T02 (5 Tage postoperativ)

Subjektiver Teil:

Wiederum wurde das IKDC 2000 Formblatt zur subjektiven Beurteilung des Knies (Anlage 6) ausgefüllt.
Im Anschluss durfte der Patient auf einer VAS sein Schmerzniveau beurteilen:

    VAS Schmerzen im täglichen Leben (0-10)

VAS Schmerzen in Ruhe (0-10)
VAS Schmerzen bei leichter körperlicher Belastung (0-10)

Objektiver Teil:
Anamnese:
Anamnestisch wurden vorangegangene Erguss-Punktionen des operierten Kniegelenks erfragt.

Klinische Untersuchung:
Palpatorisch und inspektorisch konnten Erguss, Überwärmung, Rötung und Lymphödem beurteilt werden.

Messungen:
Es wurden, analog zu den Voruntersuchungen, der schmerzfreie Bewegungsumfang und die Umfangmaße beider Beine, sowie Hauttemperaturen bestimmt.

Bildgebung:
Auf den am zweiten postoperativen Tag angefertigten konventionellen Röntgenaufnahmen des operierten Knies in zwei Ebenen wurden femorale und tibiale Bohrkanallage nach den Kriterien von Amis et al. [51] und Bernard et al. [52], modifiziert nach Sommer et al. [53] beurteilt.

2.2.4. Nachuntersuchung: T03 (12 Tage postoperativ)

Subjektiver Teil:
Das IKDC 2000 Formblatt zur subjektiven Beurteilung des Knies (Anlage 6) wurde bearbeitet.
Anschließend folgte die Beurteilung des Schmerzniveaus durch den Patienten anhand einer VAS (Visuelle Analogskala):
VAS Schmerzen im täglichen Leben (0-10)
VAS Schmerzen in Ruhe (0-10)
VAS Schmerzen bei leichter körperlicher Belastung (0-10)

Objektiver Teil:

Anamnese:

Anamnestisch wurden vorangegangene Erguss-Punktionen des operierten Kniegelenks erfragt.

Klinische Untersuchung:

Inspektorisch wurde auf Rötung, palpatorisch auf Erguss, Überwärmung, Lymphödem und Sensibilitätsstörung untersucht.

Messungen:

Es wurden, analog zu den Voruntersuchungen, der schmerzfreie Bewegungsumfang und die Umfangmaße beider Beine, sowie Hauttemperaturen bestimmt.

2.2.5. Nachuntersuchung: T04 (6 Wochen postoperativ)

Subjektiver Teil:

Nach der Bearbeitung des IKDC 2000 Formblattes zur subjektiven Beurteilung des Knies (Anlage 6) wurde das Schmerzniveau des Patienten anhand einer VAS überprüft:

    VAS Schmerzen im täglichen Leben (0-10)
    VAS Schmerzen in Ruhe (0-10)
    VAS Schmerzen bei leichter körperlicher Belastung (0-10)
    VAS Schmerzen bei sportlicher Belastung

Im nächsten Abschnitt konnte der Patient eine Einschätzung seines aktuellen Beschwerdegrades abgeben. Die Wahl zwischen „mäßig", „mittel" und „stark" war gegeben.

Zuletzt hatte der Patient die Möglichkeit zur Auswahl einiger charakteristischer Beschwerden bzw. deren Fehlen, im Einzelnen:

    kein Schmerz
    Schmerzen beim Stehen
    Ruheschmerz
    Schmerzen beim Gehen in der Ebene

Schmerz beim Bergabgehen
Schmerz beim Bergaufgehen
Schmerz beim Aufstehen aus dem Sitzen
Einnahme der Hocke unmöglich
Einbeinige Kniebeuge unmöglich
Bewegungseinschränkung
Blockaden

Objektiver Teil:
Anamnese:
Anamnestisch wurden vorangegangene Erguss-Punktionen des operierten Kniegelenks, sowie besondere Schmerzen oder Schmerzsituationen erfragt.

Klinische Untersuchung:
Bei Inspektion und Palpation wurde Wert auf das Hautcolorit, Erguss, Überwärmung und Lymphödem, sowie Druckschmerz im Bereich des medialen/lateralen Kompartment oder retropatellar gelegt.
Zudem wurde der Lachman Test durchgeführt.

Messungen:
Schmerzfreier Bewegungsumfang und die Umfangmaße beider Beine, sowie Hauttemperaturen wurden bestimmt.

2.2.6. Nachuntersuchung: T05 (12 Wochen postoperativ)

Subjektiver Teil:
Nach der Bearbeitung des IKDC 2000 Formblattes zur subjektiven Beurteilung des Knies (Anlage 6) durfte der Patient Formblätter nach Lysholm (Anlage 8) und Tegner (Anlage 7) ausfüllen.
Danach konnte er auf dem eigenen Formblatt zunächst angeben, ob er den Eingriff wieder durchführen lassen würde.
Anschließend sollte er die getragene Schiene bewerten. Diese Bewertung wurde aufgeteilt in die Sparten Tragekomfort und Sicherheitsgefühl, denen der Patient jeweils den Wert „Sehr gut", „gut", „mäßig" oder „schlecht" beimessen konnte.

Die VAS wurde zur Beurteilung des Schmerzniveaus herangezogen:
- VAS Schmerzen im täglichen Leben (0-10)
- VAS Schmerzen in Ruhe (0-10)
- VAS Schmerzen bei leichter körperlicher Belastung (0-10)
- VAS Schmerzen bei sportlicher Belastung

Der aktuelle Beschwerdegrad konnte als „mäßig", „mittel" oder „stark" definiert und folgende charakteristische Einzelbeschwerden angegeben werden:
- kein Schmerz
- kein Schmerz beim Knien auf der operierten Seite
- Schmerz beim Knien auf der operierten Seite
- Knien auf der operierten Seite schmerzbedingt nicht möglich
- Schmerzen beim Stehen
- Ruheschmerz
- Schmerzen beim Gehen in der Ebene
- Schmerz beim Bergabgehen
- Schmerz beim Bergaufgehen
- Schmerz beim Aufstehen aus dem Sitzen
- Einnahme der Hocke unmöglich
- Einbeinige Kniebeuge unmöglich
- Bewegungseinschränkung
- Blockaden

Objektiver Teil:

Anamnese:
Anamnestisch wurden vorangegangene Erguss-Punktionen des operierten Kniegelenks, sowie besondere Schmerzen oder Schmerzsituationen erfragt.

Klinische Untersuchung:
Bei Inspektion und Palpation wurde Wert auf Hautkolorit, Erguss, Überwärmung und Lymphödem, sowie Druckschmerz im Bereich des medialen/lateralen Kompartment oder retropatellar gelegt.
An diesem Untersuchungszeitpunkt kamen Lachman und Pivot-Shift Test hinzu.

Messungen:
Schmerzfreier Bewegungsumfang und die Umfangmaße beider Beine, sowie Hauttemperaturen wurden bestimmt. Zudem erfolgte eine KT1000-Messung des Vorschubes bei 15 lbs Belastung.

2.2.7. Nachuntersuchung: T06 (6 Monate postoperativ)

Subjektiver Teil:
Nach Bearbeitung des IKDC 2000 Formblattes zur subjektiven Beurteilung des Knies (Anlage 6) durfte der Patient Formblätter nach Lysholm (Anlage 8) und Tegner (Anlage 7) ausfüllen und wurde im Anschluss nach der Zufriedenheit mit der gesamten
Behandlung (Operation und Orthese) gefragt. Diese konnte mit sehr gut, gut, mäßig oder schlecht bewertet werden.

Anschließend war wieder eine VAS zu bearbeiten:
    VAS Schmerzen im täglichen Leben (0-10)
    VAS Schmerzen in Ruhe (0-10)
    VAS Schmerzen bei leichter körperlicher Belastung (0-10)
    VAS Schmerzen bei sportlicher Belastung

Definition des aktuellen Beschwerdegrades als „mäßig", „mittel" oder „stark".
Angabe folgender möglicher charakteristischer Einzelbeschwerden:
    kein Schmerz
    kein Schmerz beim Knien auf der operierten Seite
    Schmerz beim Knien auf der operierten Seite
    Knien auf der operierten Seite schmerzbedingt nicht möglich
    Schmerzen beim Stehen
    Ruheschmerz
    Schmerzen beim Gehen in der Ebene
    Schmerz beim Bergabgehen
    Schmerz beim Bergaufgehen
    Schmerz beim Aufstehen aus dem Sitzen
    Einnahme der Hocke unmöglich
    Einbeinige Kniebeuge unmöglich

Bewegungseinschränkung
Blockaden

Objektiver Teil:
Anamnese:
Anamnestisch wurden vorangegangene Erguss-Punktionen des operierten Kniegelenks, sowie besondere Schmerzen oder Schmerzsituationen erfragt.

Klinische Untersuchung:
Bei Inspektion und Palpation wurde Wert auf Hautkolorit, Erguss, Überwärmung und Lymphödem, sowie Druckschmerz im Bereich des medialen/lateralen Kompartment oder retropatellar gelegt.
An diesem Untersuchungszeitpunkt kamen Lachman und Pivot-Shift Test hinzu.

Messungen:
Schmerzfreier Bewegungsumfang und die Umfangmaße beider Beine, sowie Hauttemperaturen wurden bestimmt. Zudem erfolgte eine KT1000-Messung des Vorschubes bei 15 lbs Belastung

2.2.8. Nachuntersuchung: T07 (12 Monate postoperativ)

Subjektiver Teil:
Im Anschluss an das IKDC 2000 Formblatt zur subjektiven Beurteilung des Knies (Anlage 6) und der Formblätter nach Lysholm (Anlage 8) und Tegner (Anlage 7) war vom Patienten wiederum eine VAS zu bearbeiten:
  VAS Schmerzen im täglichen Leben (0-10)
  VAS Schmerzen in Ruhe (0-10)
  VAS Schmerzen bei leichter körperlicher Belastung (0-10)
  VAS Schmerzen bei sportlicher Belastung

Definition des aktuellen Beschwerdegrades als „mäßig", „mittel" oder „stark".
Angabe folgender möglicher charakteristischer Einzelbeschwerden:
  kein Schmerz
  kein Schmerz beim Knien auf der operierten Seite

Schmerz beim Knien auf der operierten Seite
Knien auf der operierten Seite schmerzbedingt nicht möglich
Schmerzen beim Stehen
Ruheschmerz
Schmerzen beim Gehen in der Ebene
Schmerz beim Bergabgehen
Schmerz beim Bergaufgehen
Schmerz beim Aufstehen aus dem Sitzen
Einnahme der Hocke unmöglich
Einbeinige Kniebeuge unmöglich
Bewegungseinschränkung
Blockaden

Objektiver Teil:
Anamnese:
Anamnestisch wurden vorangegangene Erguss-Punktionen des operierten Kniegelenks, sowie besondere Schmerzen oder Schmerzsituationen erfragt.

Klinische Untersuchung:
Bei Inspektion und Palpation wurde Wert auf Hautkolorit, Erguss, Überwärmung und Lymphödem, sowie Druckschmerz im Bereich des medialen/lateralen Kompartment oder retropatellar gelegt.
Auch zu diesem Untersuchungszeitpunkt wurden Lachman und Pivot-Shift Test ausgeführt und beurteilt.

Messungen:
Schmerzfreier Bewegungsumfang und die Umfangmaße beider Beine an den gehabten Messpunkten, sowie Hauttemperaturen wurden bestimmt. Nun erfolgte auch wieder eine KT1000-Messung des Vorschubes bei 15lbs, 20lbs, 30lbs und maximaler manueller Belastung.

2.3. Statistische Auswertung

Wir wählten als Hauptzielkriterium den errechneten Punktwert des IKDC 2000 Formblattes zur subjektiven Beurteilung des Kniegelenks. Daher diente als

Grundlage für die Wahl der Gruppengröße eine Power Kalkulation auf eine Signifikanz von 5% mit einer klinisch relevanten Differenz von 7 Punkten auf dem IKDC 2000 Formblatt zur subjektiven Evaluation des Kniegelenks [54, 55] und einer Standardabweichung von 10,5 Punkten (Erfahrungswerte: 85,02 Punkte im subjektiven IKDC Score nach einem Jahr Follow-Up, 10,38 Punkte Standardabweichung [55]). Hierauf basierend wären 30 Patienten pro Gruppe notwendig. Aufgrund eines hypothetisch erwarteten Ausschlusses von 10% der Patienten wegen Nichttragens der Schiene, wurde die Zahl der Studienpatienten um diesen Faktor erhöht. Weitere dargestellte Daten können als flankierende Kriterien gewertet werden.

Sämtliche Ergebnisse sind als Mittelwerte mit Standardabweichung angegeben, die mittels SPSS® 12 Software kalkuliert wurden. Zur Analyse intervallskalierter Daten wurde ein Student's t-Test für nicht-gepaarte Stichproben, für ordinalskalierte Daten ein Mann-Whitney U Test verwendet. Bei einem p-Wert von < 0,05 gingen wir von einem signifikanten Ergebnis aus.

3. Ergebnisse

Dieser Abschnitt beschreibt die Daten, die bei den Untersuchungsterminen erhoben wurden im zeitlichen Verlauf. Angegeben sind intervall- und ordinalskalierte Werte stets als Mittelwert der jeweiligen Brace-Gruppe, gegebenenfalls im Vergleich mit der jeweils anderen Brace-Gruppe inklusive Signifikanz der Unterschiede. Nominalskalierte Werte sind tabellarisch aufgeführt, sortiert nach Brace-Gruppe unter Darstellung der jeweiligen positiv- und negativ-Angaben.

3.1. Perioperative Daten- und Befunderhebung

Präoperative anamnestische Daten und Untersuchungsbefunde zum Gruppenvergleich, sowie präoperative magnetresonanztomografische Befunde und Daten aus dem Operationsbericht werden in diesem Abschnitt dargestellt.

3.1.1. Anamnestische Daten und magnetresonanztomografische Befunde

Keine größeren Unterschiede zwischen den Gruppen zeigten sich sowohl bei der Seite, auf der die Verletzung auftrat, als auch bei Unfall-Aktivität und –Mechanismus (Tab. I). Insgesamt waren mehr linke als rechte Knie verletzt worden. Der Großteil der Patienten der Hard Brace Gruppe und unserer wassergefüllten Soft Brace Gruppe hatte sich die Verletzung bei einer sportlichen Aktivität als Trauma ohne Kontakt zugezogen.

Tab. I: Anamnestisch erhobene Daten zum Trauma

Brace	Anzahl Patienten mit dem jeweiligen anamnestischen Befund						
	Betroffenes Knie		Aktivität, bei der die Verletzung auftrat			Unfallmechanismus	
	Rechts	Links	Tägliches Leben	Sport	Arbeit	Trauma ohne Kontakt	Trauma mit Kontakt
Hard Brace	15	21	2	34	0	35	1
Soft Brace	14	23	0	35	2	35	2

Präoperative magnetresonanztomographische Befunde waren fast ausschließlich unmittelbar nach Trauma angefertigt worden und zeigten überwiegend frische vordere Kreuzbandrupturen in beiden Gruppen (Tab. II). Minderheiten vergleichbarer Größe hatten radiologisch nachweisbare Innen- und/oder Außenmeniskusläsionen, sowie mediale und/oder laterale Kapselbandläsionen. Bei etwa der Hälfte der Patienten jeder Gruppe waren in der Schnittbildgebung Knochenmarksödeme zu sehen.

Tab. II: Magentresonanztomographische Befunde

Brace	Anzahl Patienten mit dem jeweiligen magnetresonanztomographischen Befund						
	Frische VKB-Ruptur	Alte VKB-Ruptur	Innen-meniskus-läsion	Außen-meniskus-läsion	Mediale Kapselband-läsion	Laterale Kapselband-läsion	Knochen-marksödem
Hard Brace	24	7	9	5	6	2	16
Soft Brace	33	3	10	8	9	1	19

3.1.2. Präoperativ erhobene Untersuchungsbefunde

Wie in Tab. III dargestellt gab es zwischen der Hard Brace Gruppe und unserer wassergefüllten Soft Brace Gruppe höchstens minimale Unterschiede in Bezug auf den Status der Kollateralbänder, der Beinachse und der Crepitatio bei aktiver Extension des Kniegelenks gegen manuellen Widerstand.

Tab. III: Anzahl Patienten mit den aufgeführten Befunden in der jeweiligen Gruppe

Brace	Anzahl Patienten mit dem jeweiligen präoperativen Befund						
	Mediale Aufklappbarkeit	Laterale Aufklappbarkeit	Gerade Beinachse	Varusfehlstellung der Beinachse	Valgusfehlstellung der Beinachse	Femoro-Tibiale Crepitatio	Femoro-Patellare Crepitatio
Hard Brace	4	3	28	5	3	0	28
Soft Brace	7	3	27	6	4	1	28

3.1.3. Intraoperative Befunde laut Operationsbericht

Intraoperativ konnten bei derselben Anzahl von Patienten in der Hard Brace wie in unserer Soft Brace Gruppe Knorpelschäden Grad II – III nach ICRS (International Cartilage Repair Society) [56] festgestellt werden (Tab. IV). Auch bezüglich Innenmeniskusläsionen und Bridenbildung unterschieden sich die Gruppen kaum. Lediglich Außenmeniskusläsionen schienen in der Soft Brace Gruppe intraoperativ häufiger entdeckt worden zu sein.

Tab. IV: Intraoperative Befunde

Brace	Anzahl Patienten mit dem jeweiligen intraoperativen Befund			
	Knorpelschaden	Innenmeniskusläsion	Außenmeniskusläsion	Bridenbildung
Hard Brace	27	10	9	10
Soft Brace	27	11	14	11

3.1.4. Zusätzliche Eingriffe laut Operationsbericht

Analog zu den intraoperativen Befunden wurden in unserer Soft Brace Gruppe (11) mehr Außenmeniskusteilresektionen durchgeführt als in der Hard Brace Gruppe (5). Die Anzahl an Innenmeniskusteilresektionen war vergleichbar: 7 (Hard Brace) versus 9 (Soft Brace). In 27 Fällen wurde in der Hard Brace Gruppe eine arthroskopische Knorpelglättung durchgeführt, in 32 Fällen in unserer Soft Brace Gruppe.

3.2. Erguss, Weichteilschwellung und Lymphödem

Zum einen wurde mittels Inspektion und Palpation der Erguss-Status erhoben und als „deutlich" (0 Punkte), „mäßig" (1 Punkt), „gering" (2 Punkte) oder „kein Erguss" (3 Punkte) quantifiziert, zum anderen die Umfangmaße am proximalen und distalen Patellarand, sowie der Patellamitte zur zusätzlichen Beurteilung einer möglichen Weichteilschwellung abgenommen. Seitendifferenzen des maximalen Waden- und Fesselumfangs sollten auf eine mögliche distale Stauung im Sinne eines Lymphödems Hinweisen.

3.2.1. Inspektion und Palpation

Präoperativ zeigten die beiden Gruppen keinen signifikanten Unterschied der mittleren Wertungen für Kniegelenkserguss: $0,17 \pm 0,45$ in der Hard Brace Gruppe und $0,22 \pm 0,42$ in unserer Soft Brace Gruppe. Die gemittelten Wertungen für den ersten postoperativen Tag waren $1,64 \pm 0,76$ (Hard Brace Gruppe) und $1,62 \pm 0,72$ (Soft Brace Gruppe). Am fünften Tag nach der Operation hatte die Hard Brace Gruppe mit einem Mittelwert von $2,36 \pm 0,64$ signifikant mehr Kniegelenkserguss als unsere Soft Brace Gruppe mit $1,84 \pm 0,73$ ($p = 0,002$). Ähnliche Befunde brachten die Untersuchungen zwölf Tage und sechs Wochen postoperativ: $2,06 \pm 0,63$ (Hard Brace Gruppe) versus $1,41 \pm 0,69$ (Soft Brace Gruppe) und $1,24 \pm 0,56$ (Hard Brace Gruppe) versus $0,54 \pm 0,66$ (Soft Brace Gruppe), $p < 0,001$ für beide Untersuchungstermine.

Die 12-Wochen Untersuchung ließ noch eine Tendenz in Richtung weniger Erguss in unserer Soft Brace Gruppe erkennen, der Vergleich des Mittelwertes von 0,19 ± 0,50 mit den 0,43 ± 0,47 der Hard Brace Gruppe zeigte keine Signifikanz (p = 0,052). Mit Durchschnittswerten von 0,21 ± 0,41 und 0,10 ± 0,31 in der Hard Brace Gruppe versus 0,06 ± 0,25 und 0,16 ± 0,37 in unserer Soft Brace Gruppe gab es sechs und zwölf Monate nach Operation keine signifikanten Unterschiede zwischen den Gruppen. Datenübersicht siehe Abb. 2.

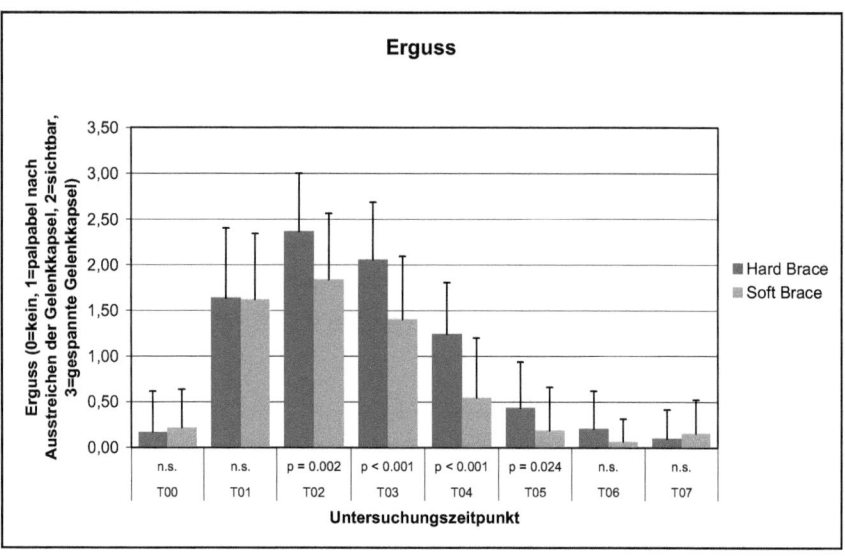

Abb. 2: Mittlerer Erguss-Status zum jeweiligen Untersuchungszeitpunkt

3.2.2. Relevante Umfangmaße des Beines

In Korrelation zu den Erguss-Befunden gab es auch bei der Umfangmessung am proximalen Patellarand (Abb. 3) weder präoperativ, noch am ersten postpoperativen Tag einen signifikanten Unterschied. Die mittleren Umfangsdifferenzen zwischen operiertem und nicht operiertem Knie betrugen 0,3 ± 0,8 cm und 1,7 ± 1,0 cm in der Hard Brace Gruppe, in unserer Soft Brace Gruppe 0,1 ± 0,8 cm und 1,5 ± 1,1 cm. Am fünften Tag nach der

Operation zeigten die Patienten unserer Soft Brace Gruppe mit durchschnittlich 2,8 ± 1,1 cm eine signifikant geringere Seitendifferenz als die der Hard Brace Gruppe mit 3,5 ± 1,3 cm (p = 0,013). Die Untersuchungsbefunde 12 Tage und sechs Wochen postoperativ stellten sich ähnlich dar: 2,7 ± 1,2 cm und 1,2 ± 1,1 cm in der Hard Brace Gruppe, weiter 1,7 ± 1,2 cm und 0,3 ± 0,9 cm in unserer Soft Brace Gruppe (p = 0,001 für beide Untersuchungstermine).

Zwölf Wochen, sechs Monate und zwölf Monate nach Operation waren die Unterschiede nicht mehr signifikant, obwohl p-Werte von 0,056 (6 Monate) und 0,051 (12 Monate) auf eine mögliche Tendenz zu Gunsten unserer Soft Brace Gruppe hinweisen.

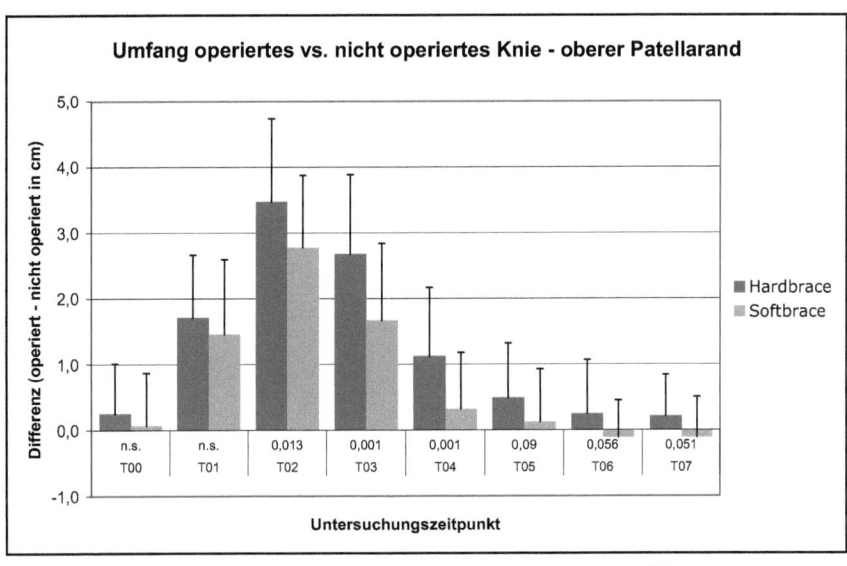

Abb. 3: Knieumfang am proximalen Patellarand: mittlere Seitendifferenz in cm mit Standardabweichung und Signifikanz

Im Umfang über der Patellamitte (Abb. 4) unterschieden sich die beiden Gruppen präoperativ und am ersten postoperativen Tag nicht signifikant. Die Durchschnittswerte für die Hard Brace Gruppe waren 0,3 ± 0,9 cm und 1,5 ± 0,9 cm, für unsere Soft Brace Gruppe 0,1 ± 0,8 cm und 1,3 ± 1,2 cm.

Signifikant geringere Seitendifferenzen im Vergleich zur Hard Brace Gruppe fanden sich in unserer Soft Brace Gruppe bei allen folgenden Nachuntersuchungen: 3,1 ± 1,3 cm in der Hard Brace Gruppe versus 2,4 ± 1,1 cm in unserer Soft Brace Gruppe fünf Tage nach Operation (p = 0,009), 2,5 ± 1,2 cm versus 1,6 ± 1,1 cm 12 Tage postoperativ (p = 0,001), 1,5 ± 1,1 cm versus 0,4 ± 0,7 cm nach sechs Wochen (p < 0,001), 0,9 ± 0,9 cm versus 0,2 ± 0,6 cm zwölf Wochen nach dem Eingriff (p = 0,001) und 0,7 ± 0,8 cm versus 0,1 ± 0,5 cm sechs Monate postoperativ (p = 0,001).

Im Kontrast zu den bisher präsentierten Daten (Kniegelenkserguss, Umfang am proximalen Patellarand) zeigten die Untersuchungen nach sechs und zwölf Monaten signifikante Unterschiede zwischen den beiden Gruppen (p = 0,005) mit Mittelwerten von 0,5 ± 0,8 cm und 0,02 ± 0,6 cm.

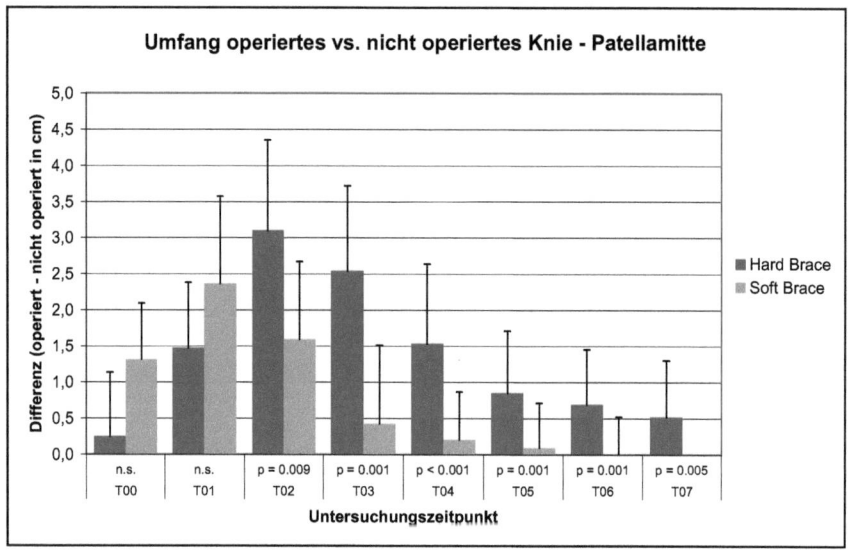

Abb. 4: **Knieumfang über der Patellamitte: mittlere Seitendifferenz in cm mit Standardabweichung und Signifikanz**

Die Umfangdifferenzen zwischen operierten und nicht-operierten Knien am distalen Patellarand (Abb. 5) unterschieden sich präoperativ und am ersten postoperativen Tag im Mittel nicht signifikant. Die Werte waren 0,3 ± 1,0 cm und 1,9 ± 1,2 cm in der Hard Brace Gruppe, 0,2 ± 0,7cm und 1,8 ± 1,3 cm in unserer Soft Brace Gruppe. Mit einem p-Wert von 0,041 zeigte sich die durchschnittliche Differenz am fünften postoperativen Tag in unserer Soft Brace Gruppe 2,6 ± 1,4 cm signifikant geringer als in der Hard Brace Gruppe 3,3 ± 1,3 cm. Auch die folgenden Untersuchungstermine ergaben signifikante Unterschiede zugunsten unserer Soft Brace Gruppe: 2,6 ± 1,0 cm in der Hard Brace Gruppe im Vergleich zu 2,0 ± 1,3 cm in unserer Soft Brace Gruppe (p = 0,025) am zwölften postoperativen Tag. Sechs Wochen nach OP bot sich sogar ein hochsignifikantes Ergebnis mit Mittelwerten von 1,5 ± 1,0 cm (Hard Brace Gruppe) und 0,7 ± 0,6 cm (Soft Brace Gruppe), p < 0,001. p-Werte von 0,006 bei Durchschnittswerten von 0,8 ± 0,9 cm in der Hard Brace Gruppe und 0,3 ± 0,6 cm in unserer Soft Brace Gruppe zwölf Wochen postoperativ und 0,002 bei 0,8 ± 0,7 cm im Mittel (Hard Brace Gruppe) verglichen mit 0,2 ± 0,7 cm (Soft Brace Gruppe) sechs Monate nach dem Eingriff. Nach zwölf Monaten waren die mittleren Differenzen 0,5 ± 0,6 cm in der Hard Brace Gruppe und 0,1 ± 0,4 cm in unserer Soft Brace Gruppe bei einem p-Wert von 0,018.

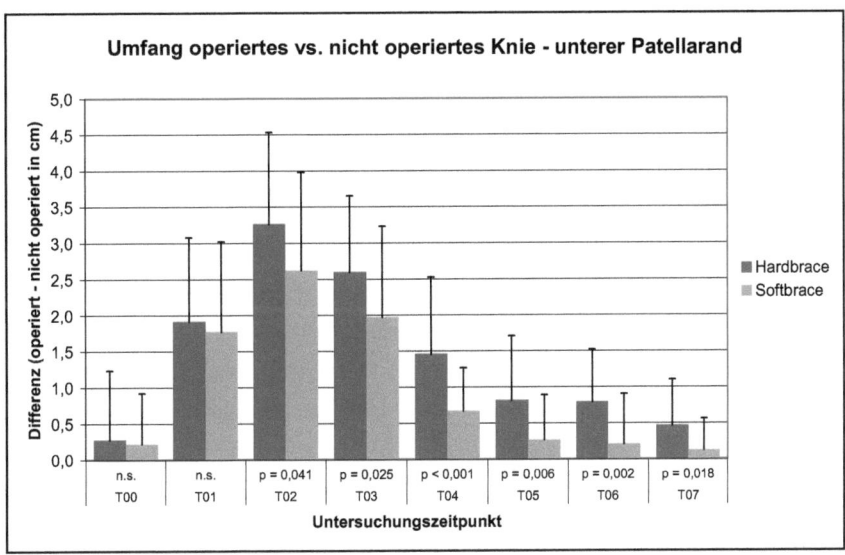

Abb. 5: Knieumfang am distalen Patellarand: mittlere Seitendifferenz in cm mit Standardabweichung und Signifikanz

3.2.3. Distale Umfangmaße

Weder präoperativ, noch postoperativ war ein signifikanter Unterschied des gemittelten Fesselumfangs zwischen den Gruppen zu verzeichnen.

3.2.4. Erguss-Punktionen des Kniegelenks

Die Befragung der Patienten zum Untersuchungstermin 12 Monate postoperativ bezüglich der Anzahl erfolgter Punktionen ihres operierten Kniegelenkes ergab in beiden Gruppen im Mittel zwei Punktionen. Somit war hier kein signifikanter Unterschied zwischen den Gruppen festzustellen.

3.3. Bewegungsumfang

Mittels orthopädischem Goniometer wurden Extension und Flexion an beiden Beinen gemessen, die Differenz kalkuliert (Tab. V).

3.3.1. Streckdefizit

Am ersten postoperativen Tag war kein signifikanter Unterschied der mittleren Streckdefizite zwischen den Gruppen zu messen: 8,6° ± 5,2° in der Hard Brace Gruppe im Vergleich zu 9,1° ± 6,4° in unserer Soft Brace Gruppe. Am fünften postoperativen Tag litten die Patienten unserer Soft Brace Gruppe durchschnittlich unter 6,5° + 4,1° Streckdefizit, signifikant weniger als die Hard Brace Gruppe mit 8,6° ± 4,4° (p = 0,036). Sowohl zwölf Tage, als auch sechs Wochen nach Operation zeigten sich keine signifikanten Unterschiede in den mittleren Messdaten der Streckdefizite beider Gruppen: 8,3° ± 6,2° und 4,9° ± 4,4° in der Hard Brace Gruppe, 7,6° ± 5,1° und 3,5° ± 5,4° in unserer Soft Brace Gruppe.

Dagegen ließen sich bei den letzten drei Untersuchungsterminen wiederum signifikant unterschiedliche Streckdefizite in den Gruppen erheben: 2,2° ± 3,1°

in der Hard Brace Gruppe vs. 0,7° ± 2,1° in unserer Soft Brace Gruppe zwölf Wochen postoperativ (p = 0,032), 1,2° ± 2,2° vs. 0,2° ± 0,9° nach sechs Monaten (p = 0,017), und 1,7° ± 2,4° vs. 0,3° ± 1,8° zwölf Monate nach dem Eingriff (p = 0,014).

Tab. V: Streckdefizit des Kniegelenks: mittlere Differenzen in Grad mit Standardabweichung und p-Wert

Untersuchung	Gruppe	Mittelwert	Standard-abweichung	Signifikanz
Präoperativ	Hard Brace	1,1	2,7	p = 0.040
	Soft Brace	2,9	4,6	
1 Tag	Hard Brace	8,6	5,2	n.s.
	Soft Brace	9,1	6,4	
5 Tage	Hard Brace	8,6	4,4	p = 0.036
	Soft Brace	6,5	4,1	
12 Tage	Hard Brace	8,3	6,2	n.s.
	Soft Brace	7,6	5,1	
6 Wochen	Hard Brace	4,9	4,4	n.s.
	Soft Brace	3,5	5,4	
12 Wochen	Hard Brace	2,2	3,1	p = 0.032
	Soft Brace	0,7	2,1	
6 Monate	Hard Brace	1,2	2,2	p = 0.017
	Soft Brace	0,2	0,9	
12 Monate	Hard Brace	1,7	2,4	p = 0.014
	Soft Brace	0,3	1,8	

3.3.2. Beugedefizit

Keine der gemittelten Messdaten der Beugedefizite unterschieden sich signifikant.

3.4. Hypotrophie des Ober- und Unterschenkels

Zur Objektivierung postoperativer Ober- und Unterschenkelhypotrophie wurden Umfangdifferenzen zur gesunden Gegenseite herangezogen. Bereits präoperativ zeigte sich in beiden Gruppen im Mittel eine leichte Hypotrophie des Oberschenkels der verletzten Seite, allerdings ohne signifikanten Unterschied zwischen den Gruppen. Die größten Umfangdifferenzen ließen sich nach sechs und zwölf Wochen erheben. Nach 12 Monaten waren die Werte mit den Ausgangswerten vergleichbar. Ein statistisch signifikanter Unterschied zwischen den Gruppen ließ sich lediglich für den Messpunkt 20 cm proximal des oberen Patellarandes 12 Tage postoperativ feststellen: Mit -1,3 ± 1,2 cm war die Oberschenkelhypotrophie in der Hard Brace Gruppe signifikant geringer als in unserer Soft Brace Gruppe mit durchschnittlich -2,5 ± 1,4 cm ($p < 0,001$). Alle anderen Messdaten unterschieden sich nicht signifikant.

Im Sinne einer leichten Hypotrophie der Unterschenkelmuskulatur waren präoperativ und vom zwölften postoperativen Tag an im Mittel niedrigere Umfangmaße der zu operierenden/operierten Seite zu verzeichnen, allerdings mit weitaus geringeren Differenzen als am Oberschenkel. Am ersten und fünften postoperativen Tag, jedoch, ließen sich im Vergleich zur Gegenseite geringfügig größere Umfänge der operierten Seite messen, am ehesten durch ein postoperatives Lymphödem des Unterschenkels zu erklären. Es zeigten sich auch hier keine signifikanten Unterschiede zwischen den Gruppen. Übersicht über die Daten bietet Tab. VI.

Tab. VI: Umfangmaße Ober-/Unterschenkel: mittlere Differenz in Zentimetern mit Standardabweichung und Signifikanz

Untersuchung	Gruppe	Mittelwert ± Standardabweichung (cm)				
		20 cm	15 cm	10 cm	5 cm	Max. Wadenumfang
Präoperativ	Hard Brace	-0,3 ± 1,2	-0,6 ± 1,1	-0,7 ± 1.2	-0,3 ± 0,8	-0,4 ± 0,9
	Soft Brace	-0,9 ± 1,4	-0,9 ± 1,3	-1.0 ± 1.3	-0,6 ± 1,2	-0,4 ± 0,8
1 Tag	Hard Brace	0,3 ± 1,8	-0,6 ± 1,3	-0,9 ± 1.4	0,2 ± 1,1	0,04 ± 0,8
	Soft Brace	-0,1 ± 1,4	-1,0 ± 1,7	-1.4 ± 1.5	-0,4 ± 1,5	-0,2 ± 1,2
5 Tage	Hard Brace	-0,7 ± 1,3	-0,5 ± 1,7	-0.2 ± 1.3	1,4 ± 1,6	0,4 ± 1,0
	Soft Brace	-1,1 ± 1,4	-1,2 ± 1,7	-0.8 ± 1.4	1,1 ± 1,3	0,1 ± 1,1
12 Tage	Hard Brace	-1,3 ± 1,2	-2,0 ± 1,3	-1.3 ± 1.4	0,4 ± 1,3	-0,3 ± 0,9
	Soft Brace	-2,5 ± 1,4	-2,0 ± 1,5	-1.9 ± 1.5	-0,2 ± 1,5	-0,4 ± 1,1
6 Wochen	Hard Brace	-1,9 ± 1,3	-2,4 ± 1,3	-2.0 ± 1.3	-0,9 ± 1,0	-0,5 ± 0,9
	Soft Brace	-2,3 ± 1,6	-2,6 ± 1,5	-2.3 ± 1.6	-1,2 ± 1,1	-0,7 ± 0,9
12 Wochen	Hard Brace	-1,2 ± 1,3	-1,7 ± 1,3	-1.7 ± 1.4	-0,8 ± 1,3	-0,2 ± 0,8
	Soft Brace	-1,3 ± 1,5	-2,2 ± 1,3	-2.1 ± 1.4	-1,1 ± 1,1	-0,5 ± 0,7
6 Monate	Hard Brace	-0,7 ± 0,9	-1,1 ± 1,3	-1.1 ± 1.2	-0,9 ± 1,0	-0,1 ± 0,8
	Soft Brace	-1,1 ± 1,4	-1,4 ± 1,1	-1.4 ± 1.5	-0,8 ± 1,1	-0,3 ± 0,8
12 Monate	Hard Brace	-0,6 ± 1,2	-0,7 ± 1,3	-0.8 ± 1.2	-0,6 ± 1,1	-0,1 ± 0,7
	Soft Brace	-1,0 ± 1,4	-1,4 ± 1,4	-1.1 ± 1.3	-0,6 ± 1,0	-0,2 ± 0,6

3.5. Temperaturmessung

Mit dem Ziel, mögliche prä- oder postoperative Überwärmung der untersuchten Kniegelenke zu quantifizieren, nahmen wir mittels Infrarotthermometer die Oberflächentemperatur an fünf festgelegten Punkten ab. Auf diese Weise sollten zum einen auch geringfügige, nicht palpierbare Temperaturerhöhungen der operierten Kniegelenke im Vergleich zu den nicht-operierten auffallen, zum anderen die postulierte Kühlung durch das wassergefüllte Soft Brace messbar sein. Bei der Auswertung dieser Daten zeigten sich zwischen den beiden Gruppen bei durchweg großen Standardabweichungen zu fast allen Zeit- und Messpunkten keine signifikanten Unterschiede der gemittelten Differenzen. Lediglich die Werte zweier Messpunkte unterschieden sich zu je einem anderen Zeitpunkt signifikant zwischen den respektiven Gruppen: 6 Monate postoperativ war die Temperaturdifferenz des ventromedialen Messpunktes (Abb. 6) in der Soft Brace Gruppe mit durchschnittlich 0,78°C ± 0,74°C signifikant höher als in der Hard Brace Gruppe mit durchschnittlich 0,04°C ± 1,77°C (p = 0,040).

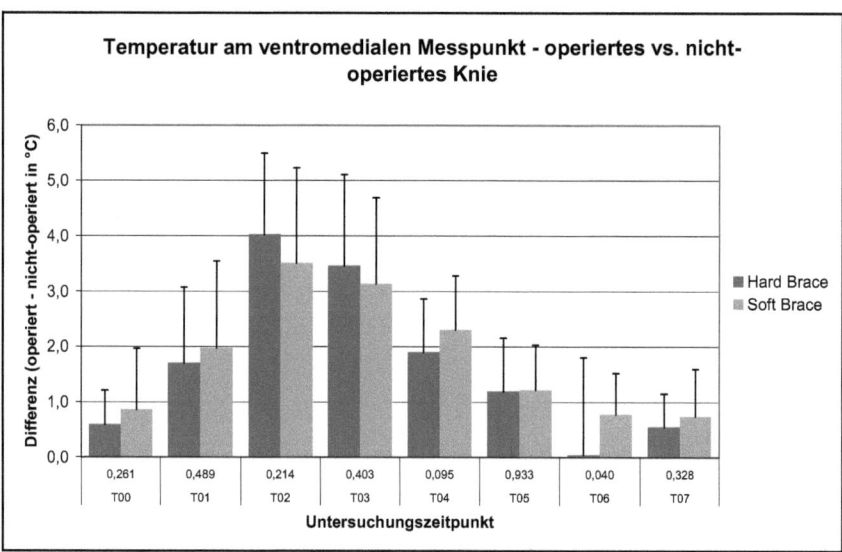

Abb. 6: Temperaturdifferenz operiertes vs. nicht-operiertes Knie am ventromedialen Messpunkt

Am ventrolateralen Messpunkt (Abb. 7) ließ sich 12 Tage postoperativ mit einem p-Wert von 0,042 ein signifikanter Unterschied der mittleren Temperaturdifferenz zu Gunsten niedrigerer Werte in der Soft Brace Gruppe feststellen: 3,33°C ± 1,30°C (Hard Brace) versus 2,60°C ± 1,51°C (Soft Brace) im Mittel.

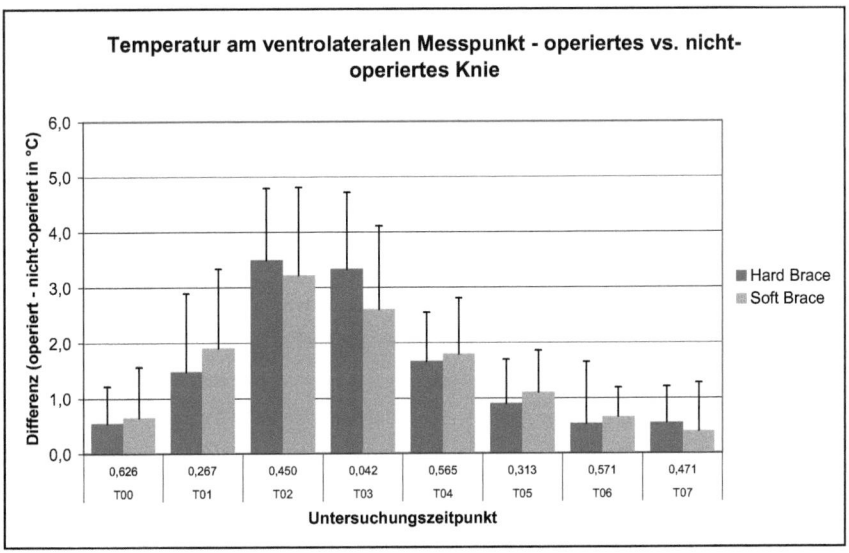

Abb. 7: Temperaturdifferenz operiertes vs. nicht-operiertes Knie am ventrolateralen Messpunkt

Angesichts der großen Varianzen ist die klinische Relevanz dieser Messdaten kritisch zu beurteilen. Auch ist davon auszugehen, dass Störfaktoren wie Lufttemperatur und Kleidung der Patienten die Zuverlässigkeit der Messmethode weiter einschränken.

3.6. Bildgebung

Auf den gesichteten postoperativen konventionellen Röntgenaufnahmen in zwei Ebenen konnte den genannten Kriterien zufolge die Lage sämtlicher Bohrkanäle/Transplanatbefestigungen mit „1A" bzw. „grün/grün" (sagittale Ebene/frontale Ebene) klassifiziert werden. Es kann also beim gesamten Patientenkollektiv von einer korrekten Transplantatpostitionierung ausgegangen werden.

3.7. Tegner und Lysholm Scores

Die Auswertung des Tegner Aktivitäts-Scores zeigte 12 Wochen postoperativ keinen signifikanten Unterschied zwischen den beiden Gruppen. Mittelwerte waren 3,10 ± 0,71 für die Hard Brace Gruppe und 3,42 ± 0,79 für die Soft Brace Gruppe. Sechs Monate nach dem Eingriff waren die Werte der Hard Brace Gruppe mit 3,83± 0,89 signifikant niedriger als in der Soft Brace Gruppe mit 4,60 ± 1,07 (p = 0,004). Der Unterschied zwischen den Gruppen zum Untersuchungstermin zwölf Monate postoperativ konnte sogar als hochsignifikant eingestuft werden: 4,41 ± 1,09 vs. 5,34 ± 1,18 (p = 0,002).

Auch die Lysholm Scores unterschieden sich zwölf Wochen nach Operation nicht signifikant: 77,63 ± 15,40 in der Hard Brace Gruppe verglichen mit 82,72 ± 14,63 in der Soft Brace Gruppe. Sechs Monate postoperativ, mit Mittelwerten von 83,59 ± 12,18 für die Hard Brace Gruppe und 91,26 ± 8,29 für die Soft Brace Gruppe, war der Unterschied signifikant (p = 0,006), zwölf Monate nach dem Eingriff sogar hochsignifikant: 83,45 ± 13,80 vs. 92,47 ± 6,37 (p = 0,002).

3.8. Stabilität/Instabilität

Bei der Messung der Stabilität/Instabilität der untersuchten Kniegelenke mittels instrumentellem Lachman Test gab es zu keinem Untersuchungstermin bei einer der Zug- oder Druckstufen einen signifikanten Unterschied zwischen den beiden Gruppen (Tab. VII).

Tab. VII: Translation der Tibia gegen das Femur in der Sagittalebene: mittlere Differenz zum kontralateralen Knie in Millimetern mit Standardabweichung und Signifikanz

Untersuchung	Gruppe	Mittelwert	Standard-abweichung	Signifikanz
Ventraltranslation bei 15 lbs. Zug				
Präoperativ	Hard Brace	2,0	1,8	n.s.
	Soft Brace	1,8	1,7	
12 Wochen	Hard Brace	0,6	1,3	n.s.
	Soft Brace	0,9	1,2	

6 Monate	Hard Brace	1,0	1,6	n.s.
	Soft Brace	1,5	1,6	
12 Monate	Hard Brace	1,5	1,6	n.s.
	Soft Brace	1,0	1,3	
Ventraltranslation bei 20 lbs. Zug				
Präoperativ	Hard Brace	2,8	2,2	n.s.
	Soft Brace	2,3	2,1	
6 Monate	Hard Brace	1,2	1,7	n.s.
	Soft Brace	1,6	1,6	
12 Monate	Hard Brace	1,6	1,8	n.s.
	Soft Brace	1,3	1,6	
Ventraltranslation bei 30 lbs. Zug				
Präoperativ	Hard Brace	4,4	2,6	n.s.
	Soft Brace	4,1	2,7	
6 Monate	Hard Brace	1,9	2,2	n.s.
	Soft Brace	2,0	2,0	
12 Monate	Hard Brace	2,3	2,5	n.s.
	Soft Brace	1,9	2,1	
Ventraltranslation bei maximalem manuellem Zug				
Präoperativ	Hard Brace	5,2	2,6	n.s.
	Soft Brace	5,2	2,4	
6 Monate	Hard Brace	2,1	2,2	n.s.
	Soft Brace	2,0	2,1	
12 Monate	Hard Brace	2,4	2,3	n.s.
	Soft Brace	2,1	2,5	
Dorsaltranslation bei 15 lbs. Druck				
Präoperativ	Hard Brace	0	0,3	n.s.
	Soft Brace	0,1	0,4	
12 Wochen	Hard Brace	0	0,3	n.s.
	Soft Brace	0	0,2	
6 Monate	Hard Brace	0	0,1	n.s.
	Soft Brace	0	0,1	
12 Monate	Hard Brace	0	0,2	n.s.
	Soft Brace	0	0,2	
Dorsaltranslation bei 20 lbs. Druck				
Präoperativ	Hard Brace	0	0,3	n.s.
	Soft Brace	0	0,4	
12 Wochen	Hard Brace	0	0,3	n.s.
	Soft Brace	0	0,2	
6 Monate	Hard Brace	0	0,1	n.s.
	Soft Brace	0	0,1	
12 Monate	Hard Brace	0	0,3	n.s.
	Soft Brace	0	0,2	

3.9. IKDC Daten

Die Ergebnisse der subjektiven Knie-Evaluation mittels standardisiertem IKDC 2000 Formular zeigt Abbildung 8, die Gruppeneinteilung anhand der Summenscores des IKDC Formblattes für die Knieuntersuchung werden im Text beschrieben.

3.9.1. Subjektive Beurteilung des Knies

Präoperativ fand sich kein signifikanter Unterschied der mittleren subjektiven Beurteilungen, der sich jedoch auch am ersten, fünften und zwölften postoperativen Tag nicht zeigte. Sechs Wochen nach der Operation hatten die Patienten der Soft Brace Gruppe mit 68,7 ± 9,8 im Mittel einen signifkant höheren Score als die Patienten der Hard Brace Gruppe mit 63,3 ± 8,8 (p = 0,020). Bei der Untersuchung in der zwölften Woche unterschieden sich die Mittelwerte der beiden Gruppen wiederum nicht signifikant.

Sechs Monate postoperativ gab es ein signifikantes Ergebnis zugunsten der Soft Brace Gruppe: 87,2 ± 10,9 Punkte vs. 80,9 ± 10,6 in der Hard Brace Gruppe (p = 0,029). Nach zwölf Monaten zeigte sich sogar ein hochsignifikanter Unterschied: 85,0 ± 10,4 in der Hard Brace Gruppe vs. 90,1 ± 6,8) in der Soft Brace Gruppe (p = 0,002).

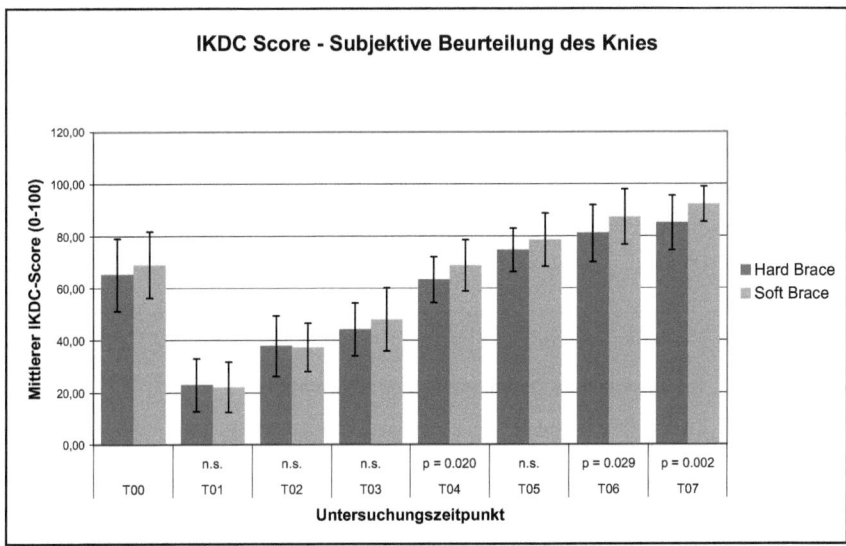

Abb. 8: IKDC Score: mittlere subjektive Knie-Evaluation mit Standardabweichung und p-Wert

3.9.2. Objektive IKDC Einstufung

Präoperativ wurden insgesamt drei Patienten als "beinahe normal" (B), 68 als "abnormal" (C) und zwei als "stark abnormal" (D) klassifiziert. Die Hard Brace Gruppe beinhaltete zwei "beinahe normale" (B), 33 "abnormale" (C) und einen "stark abnormalen" (D) Patienten, während in der Soft Brace Gruppe ein Patient als "beinahe normal" (B), 35 als "abnormal" (C) und einer als "stark abnormal" (D) eingestuft werden konnte (Tab. VIII).

Zwölf Monate postoperativ fanden sich insgesamt vier Patienten mit einem "normalen" (A) Knie (Hard Brace Gruppe: 1; Soft Brace Gruppe: 3), 49 mit einem "beinahe normalen" (B) Knie (Hard Brace Gruppe: 24; Soft Brace Gruppe: 25) und acht Patienten mit einem "abnormalen" (C) Knie (Hard Brace Gruppe: 4; Soft Brace Gruppe: 4).

Tab. VIII: Anzahl Patienten je Gruppe mit entsprechender IKDC Einstufung

Untersuchung	Gruppe	Anzahl Patienten mit jeweiliger IKDC Einstufung (% der Gruppe)			
		A	B	C	D
Präoperativ	Hard Brace	0	2 (5,6%)	33 (91,6%)	1 (2,8%)
	Soft Brace	0	1 (2,7%)	35 (94,6%)	1 (2,7%)
12 Monate	Hard Brace	1 (3,4%)	24 (82,8%)	4 (13,8%)	0
	Soft Brace	3 (9,4%)	25 (78,1%)	4 (12,5%)	0

3.10. Subjektive Daten des eigenen Formblattes

Dieser Teil erläutert die Ergebnisse der Datenerhebung mittels eigens für die Studie erstellten Formblattes.

3.10.1. Schmerzen

Auf den visuellen Analogskalen, die den Patienten vorgelegt wurden, unterschieden sich die gemittelten Schmerzniveaus sämtlicher Belastungsstufen, präoperativ und am ersten postoperativen Tag, nicht signifikant. Die Skala zur Beurteilung der Schmerzen in Ruhe zeigte zu keinem der Untersuchungszeitpunkte im Mittel einen signifikanten Unterschied zwischen den Gruppen (Abb. 9). Unter der Rubrik „Schmerzen im täglichen Leben" (Abb. 10) gaben die Patienten, die das Soft Brace getragen hatten nach 12 Monaten mit durchschnittlich $0,5 \pm 0,7$ ein signifikant geringeres Schmerzniveau an als die Patienten, die das Hard Brace getragen hatten mit $1,3 \pm 1,4$ ($p = 0,004$). Das mittlere Schmerzniveau aller anderen Untersuchungszeitpunkte war auf dieser Belastungsstufe ohne signifikanten Unterschied zwischen den Gruppen.

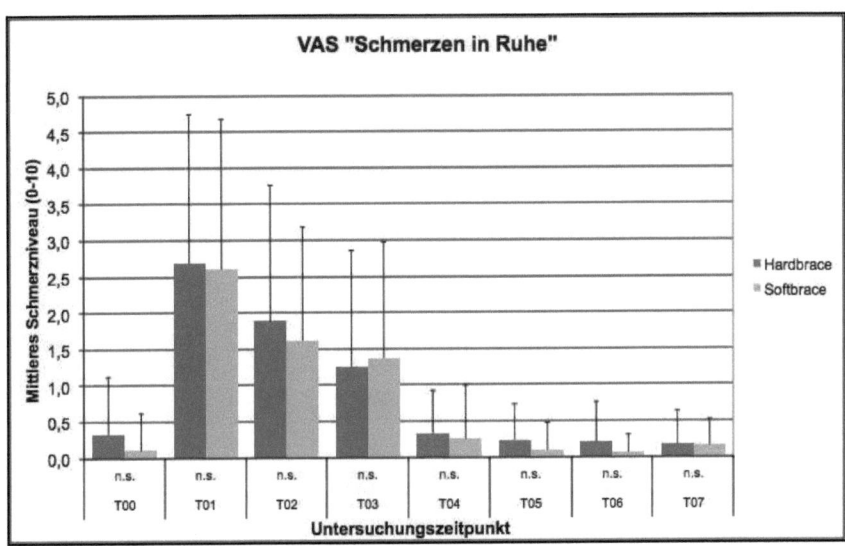

Abb. 9: Visuelle Analogskala „Schmerzen in Ruhe"

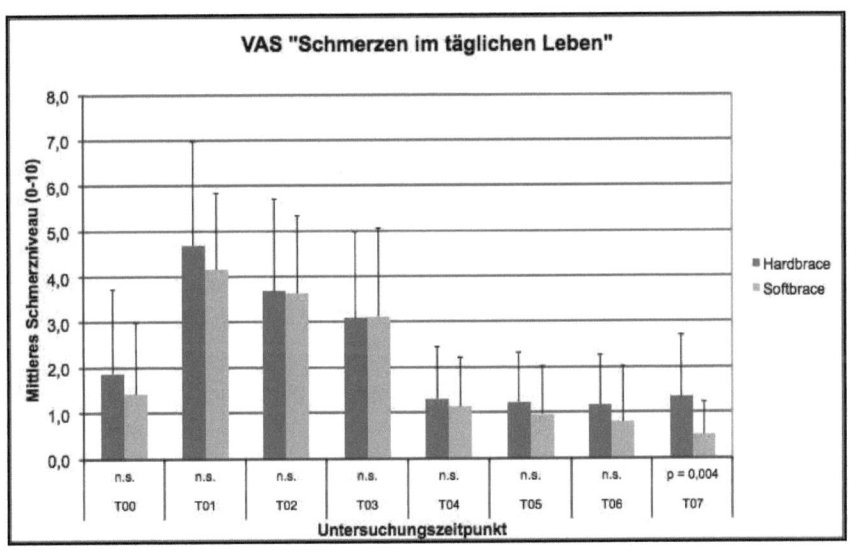

Abb. 10: Visuelle Analogskala „Schmerzen im täglichen Leben"

Unter leichter Belastung klagten die Patienten der Hard Brace Gruppe ab der sechsten postoperativen Woche im Durchschnitt über stärkere Schmerzen als die Patienten der Soft Brace Gruppe. Während zunächst mit einem p-Wert von 0,053 (6 Wochen postoperativ) lediglich eine Tendenz festgestellt werden konnte, waren die Unterschiede 12 Wochen (p = 0,016), 6 Monate (p = 0,009) und 12 Monate (p = 0,024) postoperativ signifikant (Abb. 11).

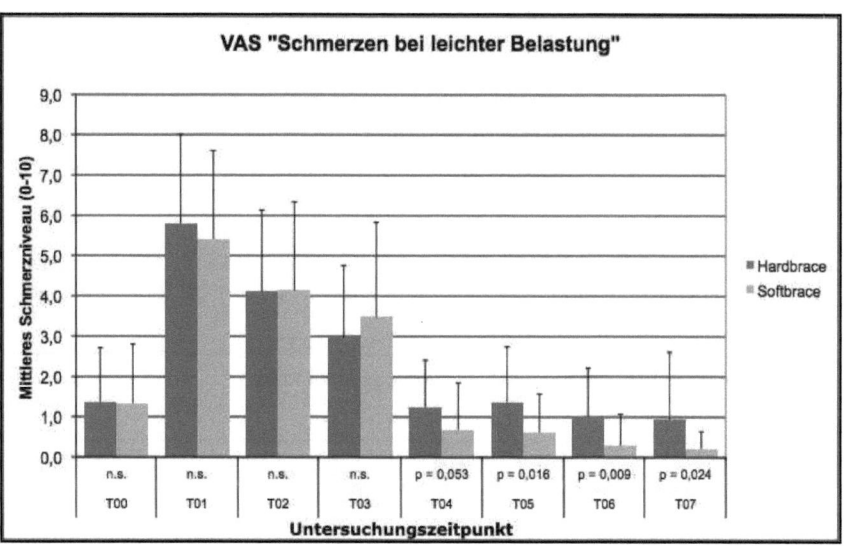

Abb. 11: Visuelle Analogskala „Schmerzen bei leichter Belastung"

Ähnlich verhielt es sich mit dem mittleren Schmerzniveau bei sportlicher Belastung (Abb. 12): Bei Erfassung präoperativ und ab der sechsten postoperativen Woche zeigten die Patienten der Hard Brace Gruppe 12 Wochen (p = 0,072) und 6 Monate (p = 0,055) postoperativ ein tendenziell höheres Schmerzniveau. 12 Monate nach dem Eingriff unterschied sich die Schmerzangabe hochsignifikant zugunsten der Soft Brace Gruppe (p < 0,001).

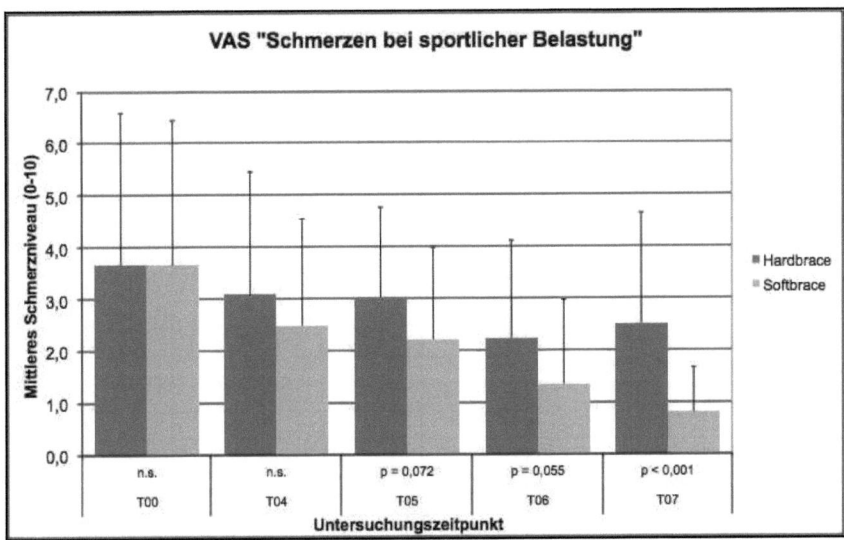

Abb. 12: Visuelle Analogskala „Schmerzen bei sportlicher Belastung"

3.10.2. Charakteristische Beschwerden

Einige charakteristische Beschwerden werden häufig von Patienten mit anteromedialer Instabilität des Kniegelenks oder auch nach Operationen am Kniegelenk beklagt. Die hierzu erhobenen Daten zeigt Tab. IX.

Tab. IX: Anzahl der Patienten, die zum jeweiligen Untersuchungszeitpunkt genannte subjektive Beschwerden angaben

Beschwerdebild	Brace	Untersuchungszeitpunkt				
		Prä-operativ	6 Wochen	12 Wochen	6 Monate	12 Monate
kein Schmerz	Hard Brace	29	27	21	20	18
	Soft Brace	33	18	19	9	16
kein Schmerz beim Knien auf der OP- Seite	Hard Brace	12		15	15	17
	Soft Brace	13		13	26	23
Schmerz beim Knien auf der OP-Seite	Hard Brace	19		11	12	9
	Soft Brace	17		17	4	8
Knien auf der OP-Seite schmerzbedingt nicht möglich	Hard Brace	5		4	2	3
	Soft Brace	7		2	1	0
Schmerzen beim Stehen	Hard Brace	3	6	2	1	2
	Soft Brace	1	2	0	0	0
Ruheschmerz	Hard Brace	2	2	2	1	1
	Soft Brace	0	2	0	0	1
Schmerzen beim Gehen in der Ebene	Hard Brace	1	1	1	0	1
	Soft Brace	1	2	0	0	0
Schmerz beim Bergabgehen	Hard Brace	14	17	16	12	9
	Soft Brace	17	13	10	8	3
Schmerz beim Bergaufgehen	Hard Brace	6	5	3	2	0
	Soft Brace	3	2	3	1	1
Schmerz beim Aufstehen aus dem Sitzen	Hard Brace	7	3	2	0	2
	Soft Brace	5	2	0	1	3
Einnahme der Hocke unmöglich	Hard Brace	16	18	10	7	4
	Soft Brace	9	13	6	0	2
Einbeinige Kniebeuge unmöglich	Hard Brace	19	17	8	2	4
	Soft Brace	11	15	8	4	5
Bewegungseinschränkung	Hard Brace	22		10	6	8
	Soft Brace	20		9	1	4
Blockaden	Hard Brace	8	7	2	1	1
	Soft Brace	6	2	2	0	0

3.11. Objektive Daten des eigenen Formblattes

Tab. X zeigt gesondert dokumentierte körperliche Untersuchungsbefunde und Funktionstest der Ligamente der evaluierten Kniegelenke. Weder prä- noch postoperativ zeigten sich hier Unterschiede zwischen den beiden Gruppen.

Tab. X: Anzahl der Patienten, bei denen zum jeweiligen Untersuchungszeitpunkt ein entsprechender Befund erhoben werden konnte

Befund	Brace	Untersuchungszeitpunkt				
		Prä-operativ	6 Wochen	12 Wochen	6 Monate	12 Monate
Lachman Test ohne festen Anschlag	Hard Brace	36	1	0	0	2
	Soft Brace	37	0	1	2	2
Pivot-Shift Test glide	Hard Brace	31		0	0	4
	Soft Brace	36		0	1	3
Pivot-Shift Test clunk	Hard Brace	5		0	0	0
	Soft Brace	1		0	0	0
Schnappen	Hard Brace	3	0	0	1	11
	Soft Brace	0	0	0	0	3
Druckschmerz mediales Kompartiment	Hard Brace	1	1	0	0	1
	Soft Brace	1	1	0	1	0
Druckschmerz laterales Kompartiment	Hard Brace	0	0	0	0	2
	Soft Brace	0	1	0	0	1
Druckschmerz retropatellar	Hard Brace	0	0	1	0	0
	Soft Brace	0	0	0	0	0

Wie in Abb. 13 dargestellt litten Patienten beider Gruppen an Überwärmung des Kniegelenks und Lymphödem des Beines auf der operierten Seite. Vor allem während der Zeit der Brace-Nutzung (erste sechs Wochen postoperativ) waren Unterschiede zu erkennen, die sich zwischen der sechsten und zwölften postoperativen Woche anglichen.

Am ersten postoperativen Tag zeigte sich noch bei mehr Patienten in der Soft Brace Gruppe ein Lymphödem. Zwischen dem fünften postoperativen Tag und der zwölften Woche hatten durchweg mehr Patienten, die das Hard Brace trugen ein palpables Lymphödem zu verzeichnen.

Insgesamt war bei deutlich weniger Patienten eine Überwärmung zu tasten, als ein Lymphödem. Allerdings waren hier vom ersten postoperativen Tag bis zur sechsten Woche stets mehr Hard Brace Patienten betroffen als Soft Brace Patienten.

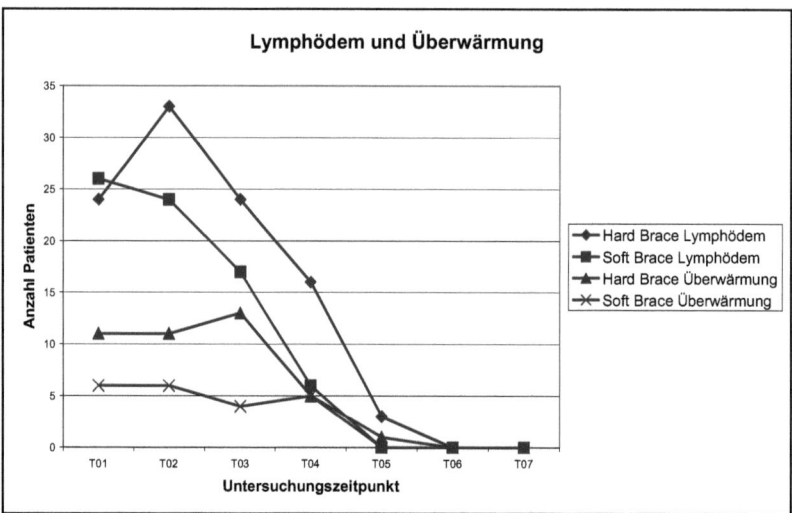

Abb. 13: Anzahl Patienten, bei denen zum jeweiligen Untersuchungszeitpunkt Lymphödem und/oder Überwärmung festgestellt werden konnten

Bei einem Patienten aus der Soft Brace Gruppe war am fünften postoperativen Tag ein deutlich sichtbare Rötung der Kniegelenks vorhanden. Diese besserte sich jedoch im unmittelbaren Verlauf und blieb folgenlos.

4. Diskussion

Postoperative Orthesenbehandlung mit einem Hard Brace ist nach wie vor in vielen Kliniken Standard in der Nachbehandlung der vorderen Kreuzbandrekonstruktion obwohl viele Studien, mitunter die vorliegende, keinen Benefit zeigen [32, 57-60]. Auf der anderen Seite fanden Martinek et al. [61] auch keinen negativen Effekt der Orthesenbehandlung und hielten eine hierdurch verbesserte Propriozeption für möglich. Ähnliche Resultate ergaben zwei Studien von Rebel et al. [62] zu diesem Thema und schlussfolgerten, dass hierfür Mechanik, verbesserte Koordination und psychologische Effekte verantwortlich wären. Der Beobachtungszeitraum dieser Studien war vergleichsweise kurz (7 – 13 Wochen) – ein möglicher Hinweis darauf, dass diese propriozeptiven Vorteile auf den frühen postoperativen Zeitraum beschränkt sein könnten. Die Daten von Risberg und Kollegen [63] stützen diese These. Sie konnten nach funktioneller Orthesenbehandlung durchschnittlich zwei Jahre nach vorderer Kreuzbandplastik keine verbesserte Propriozeption am operierten Kniegelenk feststellen. Auch die Ergebnisse von Birmingham et al. [64] deuten in diese Richtung: Deren Patienten schnitten mit angebrachter Orthese bei relativ einfachen Propriozeptionstests besser ab als ohne Orthese, jedoch blieb dieser Unterschied bei komplexeren Tests aus. Aufgrund der eingeschränkten Objektivierbarkeit verzichteten wir in der vorliegenden Arbeit auf die graduierte Evaluation der Propriozeption und legten das primäre Augenmerk auf die subjektiven und objektiven IKDC Scores, sowie einige weitere, unkompliziert zu erhebende Befunde, die weder direkt noch indirekt in einen der IKDC Score eingehen. Wir verwendeten den Vergleich der Oberschenkelumfänge als Maß für Oberschenkelhypotrophie, die, laut Järvelä et al. [65], signifikant mit der isokinetischen Kraftmessung korreliert, und fanden keine Unterschiede zwischen den Patienten, die mit einem Hard Brace behandelt worden waren und denen, die das wassergefüllte Soft Brace getragen hatten. In einer weiteren Studie von Risberg et al. [66], die Patienten mit und ohne Brace nach vorderer Kreuzbandplastik verglich, wurde die Oberschenkelhypotrophie computertomographisch ermittelt. Hierbei zeigte sich drei Monate postoperativ bei den Brace Patienten eine signifikant stärker ausgeprägte Hypotrophie des Oberschenkels auf der operierten Seite. Allerdings ergaben sich auch hier keine signifikanten Unterschiede in Bezug auf die isokinetische Kraftmessung, Kniegelenkslaxizität, funktionelle Tests, Schmerzen und Bewegungsumfang.

Nach Martinek et al. [61] und Jerosch et al. [67] reicht eine elastische Bandage zur Verbesserung der Propriozeption aus und Patienten, die in einer Studie von Müllner und Mitarbeitern [24] eine elastische Bandage trugen, erreichten früher den vollen Bewegungsumfang als Patienten, die eine Orthese erhalten hatten. Auch schnitten sie im One-Leg Hop Test besser ab. Wir evaluierten den One-Leg Hop Test als Teil des IKDC Summenscores, wie von Johnson et al. [68] vorgeschlagen, mit vergleichbaren Ergebnissen in Hard Brace und Soft Brace Gruppe. Laut Sernert und Mitarbeitern [69] lässt sich das postoperative Outcome nach vorderer Kreuzbandplastik nach IKDC Systematik zuverlässig und sachgemäß evaluieren.

Bei den Patienten, die das wassergefüllte Soft Brace getragen hatten war 5 Tage, 12 Wochen, 6 Monate und 12 Monate postoperativ ein signifikant geringeres Streckdefizit festzustellen. Obwohl einige Arbeiten die Hypothese stützen, dass die volle (Über)Streckbarkeit unabhängig der Transplantatwahl von großer Bedeutung ist, um anteriore Kniebeschwerden zu minimieren [10, 70], vermuten wir klinische Relevanz lediglich in individuellen Fällen, da selbst die signifikanten Unterschiede zwischen den

Mittelwerten der respektiven Gruppen weniger als 5 Grad betrugen. Aufgrund der deutlich niedrigeren Kosten einer Bandage empfehlen Müllner et al. [24] die Hard Brace Nutzung nur für Patienten mit Kniegelenksverletzungen, die zwei oder mehr Ligamente involvieren. Auch Petersen und Mitarbeiter [71] verordneten in Rahmen einer Studie zum Vergleich der frühen vorderen Kreuzbandrekonstuktion mit der späten bei kombinierten Verletzungen des vorderen Kreuzbandes und medialen Kollateralbandes postoperativ nur eine Orthese, wenn eine vordere Kreuzbandplastik vor konservativ ausgeheilter drittgradiger Ruptur des medialen Kollateralbandes erfolgt war.

Beynnon et al. [72] verglichen verschiedene Hard Brace Typen und stellten fest, dass manche Modelle bei niedrigen posterior-anterioren Scherkräften auf die Tibia eine Schutzfunktion für das Transplantat bieten, die jedoch mit stärkeren Scherkräften, wie sie beispielsweise bei sportlichen Aktivitäten üblich sind, sistiert. Sie identifizierten das Wandern der Orthesen am Bein als limitierenden Faktor für Schutzfunktion und Komfort und fanden keinen Vorteil zu Gunsten nach Maß gefertigter Hard Braces im Vergleich zu massenproduzierten. In der vorliegenden Studie verwendeten wir die Laxizität des Kniegelenks als einziges Maß für die Transplantat-Schutzfunktion. Auch hier zeigte sich das Verrutschen der Braces während des Tragens in beiden Gruppen als Problem mit großem Einfluss sowohl auf die Zufriedenheit der Patienten, als auch auf den Schutz des Transplantats.

Andererseits ist das Thema Transplantat-Schutz nicht ganz unkritisch zu betrachten. Insbesondere Transplantate aus den Hamstring-Sehnen unterliegen ab der fünften bis sechsten postoperativen Woche einem ausgeprägten Remodeling und es ist noch unklar, ob ein kontrolliertes Maß an Transplantatbelastung erforderlich ist, um diesen Vorgang bestmöglich zu beeinflussen [30, 73].

In einer Arbeit, die in Bezug auf das Studiendesign der aktuellen Studie ähnelte, verglichen Möller et al. [74] Patienten, die nach vorderer Kreuzbandrekonstruktion mit oder ohne Orthese behandelt worden waren. Analog zu uns fanden sie keinen Unterschied der Laxizität zwischen den Gruppen, aber ihre Brace-frei nachbehandelten Patienten hatten einen signifikant geringeren Kniegelenksumfang über der Patellamitte und signifikant höhere Tegner Activity Scores 6 Monate postoperativ. Die mittlere Differenz des Kniegelenksumfangs in Höhe der Patellamitte zwischen operiertem und nicht-operiertem Knie war in der Soft Brace Gruppe ab dem fünften postoperativen Tag signifikant geringer. Die Soft Brace Patienten hatten bei den Untersuchungsterminen nach 6 und 12 Monaten signifikant höhere Tegner Activity Scores. Demgegenüber fanden Kartus und Mitarbeiter [25] im Mittel zwei Jahre nach vorderer

Kreuzbandrekonstruktion weder im Tegner oder Lysholm Score, noch im One-Leg Hop Test signifikante Unterschiede zwischen Gruppen, die mit oder ohne Kniegelenksorthese nachbehandelt worden waren. Auch bezüglich der anterior-posterior Laxizität unterschieden sie sich nicht signifikant, wobei die Patienten der Orthesen-Gruppe diese im Durchschnitt lediglich vier Wochen getragen hatten.

In den bereits zitierten Arbeiten von Möller et al. [74], Risberg et al. [66] und Brandsson et al. [57] wurden visuelle Analogskalen verwendet, um prä- und postoperative Schmerzen der Patienten zu quantifizieren und ihre mit und ohne Brace nachbehandelten Patientengruppen dahingehend zu vergleichen. Alle drei Studien fanden zu keinem Untersuchungszeitpunkt einen signifikanten Unterschied zwischen den Gruppen. Auch zwischen den beiden Brace Gruppen der vorliegenden Arbeit gab es zu keinem Untersuchungszeitpunkt einen signifikanten Unterschied des mittleren Schmerzniveaus in Ruhe. Unter Belastung zeigte sich jedoch ein anderes Bild. 12 Monate postoperativ war in der Soft Brace Gruppe das durchschnittlichen Schmerzniveau „Im täglichen Leben", „Bei leichter Belastung" und „Bei sportlicher Belastung" signifikant geringer als in der Hard Brace Gruppe.

Nur ein Bruchteil der gesichteten Literatur behandelt die Themen Erguss und Schwellung. Diese Faktoren dürften jedoch eine Hauptrolle in der Rehabilitation nach vorderer Kreuzbandrekonstruktion spielen, da sie Schmerzen verursachen und den Bewegungsumfang einschränken. Sie sollten vor dem Beginn jeglichen Muskelaufbautrainings minimiert werden [19]. Zu diesem Zweck werden häufig Kompression und Kryotherapie eingesetzt. Schröder et al. [36] verglichen eine einfache Eisbeutel-Therapie mit der Kombination aus kontinuierlicher Kühlung und Kompression und fanden diese überlegen in Bezug auf Schwellung, Bewegungsumfang, Schmerzen und funktionelle Knie-Scores. Um zu differenzieren, ob diese Ergebnisse zu einem größeren Teil der Kompression als der Kühlung zuzuschreiben sind, verglichen Dervin und Mitarbeiter [37] die Kombination Kryotherapie/Kompressionsbandage mit stetig zirkulierendem Eiswasser mit derselben Kombination befüllt mit Wasser bei Raumtemperatur und fanden keinen offensichtlichen Unterschied. Die in beiden Studien benutzten Kryotherapie/Kompressionsbandagen waren weder für die Verwendung unter Belastung konzipiert, noch boten sie dem Transplantat mechanischen Schutz. Wir verglichen ein wassergefülltes Soft Brace, das Kühlung, Kompression und mechanischen Schutz unter Belastung bieten konnte mit einem klassischen Hard Brace, das eine Schutzfunktion besitzen soll und stellten mehrere Vorteile fest.

Die zuverlässige und reproduzierbare Dokumentation des Erguss-Status war eine Herausforderung. Die standardisierte Untersuchung aller Kniegelenke durch denselben unabhängigen Untersucher mittels Bulge Sign, das sich in einer Arbeit von Cibere et al. [75] als durchaus reliabel erwies, ermöglichte jedoch eine gute Vergleichbarkeit.

Lediglich die Messung der Oberflächentemperatur des Knies zur Objektivierung des Kühleffekts des wassergefüllten Soft Brace ließ sich aufgrund großer Varianzen nicht verlässlich beurteilen. Obwohl die Messungen stets zum gleichen Zeitpunkt während der Untersuchung und unter vergleichbaren äußeren Umständen an definierten Punkten erfolgten, waren Störfaktoren wie Jahreszeit, Kleidung der Patienten und Aktivitäten vor der Untersuchung, die die intraartikuläre Temperatur und somit auch die Oberflächentemperatur zu verändern vermögen [76], nicht zu kontrollieren. Dahlstedt et al. [77], die bei Patienten nach vorderer Kreuzbandplastik intraartikuläre Temperatur und Hauttemperatur am Kniegelenk untersuchten, konnten feststellen, dass bei ausreichender Kühlung der Haut auch ein intraartikulärer Effekt erzielt werden kann. Dennoch bleibt der klinische Wert fraglich, nachdem Konrath et al. [78] und Daniel et al. [79] zwar den kühlenden Effekt der Kryotherapie nachvollziehbar messen konnten, jedoch gegenüber Kontrollgruppen ohne Kühlung keinen Benefit in der frühen postoperativen Phase fanden.

Somit ist die Messung der Oberflächentemperatur mittels Infrarotthermometer keine geeignete Methode zur Quantifizierung von Kühlung oder Überwärmung am Kniegelenk.

Diese prospektiv randomisierte klinische Studie wurde unter der Hypothese durchgeführt, es könnten durch die Nachbehandlung der vorderen Kreuzbandplastik mit dem wassergefüllten Soft Brace Schwellung und Erguss bei vergleichbarer Laxizität des Kniegelenks reduziert werden. Zu den Stärken der Studie zählen das standardisierte operative Verfahren und die engmaschigen Nachuntersuchungen durch einen einzigen objektiven Untersucher. Sämtliche vordere Kreuzbandrekonstruktionen wurden durch zwei gleichermaßen erfahrene arthroskopische Operateure in demselben Verfahren durchgeführt. Verblindung, welche die statistische Power weiter erhöhen hätte können, war aus organisatorischen Gründen nicht möglich. Die Mehrzahl der zitierten Studien [19, 24, 25, 32, 37, 63, 65-67, 69, 74, 78] geht auf die Orthesentherapie nach vorderer Kreuzbandplastik mittels Patellarsehnen-Transplantat (BPTB-Autograft) ein. Viele sind nicht randomisiert und/oder zeigen andere Schwächen, wie geringe Fallzahlen, sehr kurzes Follow-Up oder eingeschränkt repräsentative Populationen.

Nach derzeit gängiger Annahme bietet die vordere Kreuzbandplastik in Hamstring-Technik dem Kniegelenk bei korrekter Platzierung und Befestigung eine der vorderen Kreuzbandplastik mittels Patellarsehnentransplantat vergleichbare Stabilität. Einige Studien ergaben sogar Hinweise auf eine verringerte Komplikationsrate [6, 11, 19, 80-83]. Mit aus diesen Gründen zunehmender Verwendung der Hamstring-Technik ist die vorliegende Arbeit von relevantem klinischen Wert:
Es konnte gezeigt werden dass Patienten unter postoperativer Nachbehandlung mit dem wassergefüllten Soft Brace statt dem üblichen Hard Brace unter signifikant weniger Erguss und geringerer Weichteilschwellung litten. Sie zeigten weniger bis vergleichbares Streckdefizit bei vergleichbarem Gesamtbewegungsumfang und vergleichbarer Oberschenkelverschmächtigung. Zwischen den zwei Gruppen ergab sich kein signifikanter Unterschied der Laxizität. Bei Patienten, die das wassergefüllte Soft Brace getragen hatten, waren 6 und 12 Monate postoperativ signifikant höherer Tegner Activity und Lysholm Score, sowie ein besseres Ergebnis im subjektiven IKDC 2000 Score, dem Hauptzielkriterium der Studie, zu erheben.
Abschließend war die Einstufung der Patienten im objektiven IKDC 2000 Score 12 Monate nach der Operation vergleichbar, der prozentual Anteil an Patienten mit einer besseren Einstufung in der Softbrace Gruppe leicht höher.

5. Schlussfolgerung

Im Vergleich zum klassischen Hard Brace bei der Nachbehandlung der vorderen Kreuzbandplastik war das wassergefüllte Soft Brace in Bezug auf Erguss, Schwellung und mittelfristige subjektive Beurteilung des Kniegelenks überlegen.
Das wassergefüllte Soft Brace stellt eine sichere Alternative mit mehreren Vorteilen gegenüber dem klassischen Hard Brace dar.

6. Literaturverzeichnis

1. Fu FH, Bennett CH, Lattermann C, Ma CB. Current trends in anterior cruciate ligament reconstruction. Part 1: Biology and biomechanics of reconstruction. Am J Sports Med 1999; 27(6): 821-30
2. Bradley JP, Klimkiewicz JJ, Rytel MJ, Powell JW. Anterior cruciate ligament injuries in the National Football League: epidemiology and current treatment trends among team physicians. Arthroscopy 2002; 18(5): 502-9
3. Daniel DM, Stone ML, Dobson BE, Fithian DC, Rossman DJ, Kaufman KR. Fate of the ACL-injured patient. A prospective outcome study. Am J Sports Med 1994; 22(5): 632-44
4. Noyes FR, Mooar PA, Matthews DS, Butler DL. The symptomatic anterior cruciate-deficient knee. Part I: the long-term functional disability in athletically active individuals. J Bone Joint Surg Am 1983; 65(2): 154-62
5. Seitz H, Marlowits S, Kolonja A, Chichakli N, Vecsei V. Meniscal tears following conservative treatment of anterior cruciate ligament rupture; Meniskuslaesionen nach konservativer Therapie vorderer Kreuzbandrupturen. Arthroskopie 1998; 11(2): 82-85
6. Voigt C, Schoenaich M, Lill H. Anterior Cruciate Ligament Reconstruction: State of the Art. European Journal of Trauma - Official Publication of the European Trauma Society 2006; 32(4): 332-339
7. Scavenius M, Bak K, Hansen S, Norring K, Jensen KH, Jorgensen U. Isolated total ruptures of the anterior cruciate ligament--a clinical study with long-term follow-up of 7 years. Scand J Med Sci Sports 1999; 9(2): 114-9
8. Rudroff T. Functional capability is enhanced with semitendinosus than patellar tendon ACL repair. Med Sci Sports Exerc 2003; 35(9): 1486-92
9. Feller JA, Webster KE, Gavin B. Early post-operative morbidity following anterior cruciate ligament reconstruction: patellar tendon versus hamstring graft. Knee Surg Sports Traumatol Arthrosc 2001; 9(5): 260-6
10. Kartus J, Movin T, Karlsson J. Donor-site morbidity and anterior knee problems after anterior cruciate ligament reconstruction using autografts. Arthroscopy 2001; 17(9): 971-80
11. Pinczewski LA, Lyman J, Salmon LJ, Russell VJ, Roe J, Linklater J. A 10-year comparison of anterior cruciate ligament reconstructions with hamstring tendon

and patellar tendon autograft: a controlled, prospective trial. Am J Sports Med 2007; 35(4): 564-74

12. Rose T, Engel T, Bernhard J, Hepp P, Josten C, Lill H. Differences in the rehabilitation period following two methods of anterior cruciate ligament replacement: semitendinosus/gracilis tendon vs. ligamentum patellae. Knee Surg Sports Traumatol Arthrosc 2004; 12(3): 189-97

13. Eriksson K, Anderberg P, Hamberg P, Olerud P, Wredmark T. There are differences in early morbidity after ACL reconstruction when comparing patellar tendon and semitendinosus tendon graft. A prospective randomized study of 107 patients. Scand J Med Sci Sports 2001; 11(3): 170-7

14. Harilainen A, Linko E, Sandelin J. Randomized prospective study of ACL reconstruction with interference screw fixation in patellar tendon autografts versus femoral metal plate suspension and tibial post fixation in hamstring tendon autografts: 5-year clinical and radiological follow-up results. Knee Surg Sports Traumatol Arthrosc 2006; 14(6): 517-28

15. Strobel MJ, Schulz MS. VKB-Rekonstruktion mit dem Semitendinosus-Grazilis-Sehnentransplantat [Anterior cruciate ligament reconstruction with the semitendinosus-gracilis tendon transplant]. Orthopade 2002; 31(8): 758-69

16. Zaffagnini S, Marcacci M, Lo Presti M, Giordano G, Iacono F, Neri MP. Prospective and randomized evaluation of ACL reconstruction with three techniques: a clinical and radiographic evaluation at 5 years follow-up. Knee Surg Sports Traumatol Arthrosc 2006; 14(11): 1060-9

17. Hoeher J. Rehabilitation following anterior cruciate ligament reconstruction; Rehabilitation nach operativem Ersatz des vorderen Kreuzbandes. Arthroskopie 2005; 18(1): 41-47

18. Isberg J, Faxén E, Brandsson S, Eriksson BI, Kaerrholm J, Karlsson J. Early active extension after anterior cruciate ligament reconstruction does not result in increased laxity of the knee. Knee Surg Sports Traumatol Arthrosc 2006; 14(11): 1108-1115

19. Shelbourne KD, Klotz C. What I have learned about the ACL: utilizing a progressive rehabilitation scheme to achieve total knee symmetry after anterior cruciate ligament reconstruction. J Orthop Sci 2006; 11(3): 318-25

20. Francis A, Thomas RD, McGregor A. Anterior cruciate ligament rupture: reconstruction surgery and rehabilitation. A nation-wide survey of current practice. Knee 2001; 8(1): 13-8

21. Delay BS, Smolinski RJ, Wind WM, Bowman DS. Current practices and opinions in ACL reconstruction and rehabilitation: results of a survey of the American Orthopaedic Society for Sports Medicine. Am J Knee Surg 2001; 14(2): 85-91
22. Feller JA, Cooper R, Webster KE. Current Australian trends in rehabilitation following anterior cruciate ligament reconstruction. Knee 2002; 9(2): 121-6
23. Luering C. Therapie der vorderen Kreuzbandruptur des Kniegelenks - Ergebnisse einer Umfrage an unfallchirurgischen und orthopaedischen Kliniken in Deutschland. Sportverletzung, Sportschaden 2004; 18(3): 119
24. Muellner T, Alacamlioglu Y, Nikolic A, Schabus R. No benefit of bracing on the early outcome after anterior cruciate ligament reconstruction. Knee Surg Sports Traumatol Arthrosc 1998; 6(2): 88-92
25. Kartus J, Stener S, Kohler K, Sernert N, Eriksson BI, Karlsson J. Is bracing after anterior cruciate ligament reconstruction necessary? A 2-year follow-up of 78 consecutive patients rehabilitated with or without a brace. Knee Surg Sports Traumatol Arthrosc 1997; 5(3): 157-61
26. Howell SM, Deutsch ML. Comparison of endoscopic and two-incision techniques for reconstructing a torn anterior cruciate ligament using hamstring tendons. Arthroscopy 1999; 15(6): 594-606
27. Birmingham TB, Kramer JF, Kirkley A. Effect of a functional knee brace on knee flexion and extension strength after anterior cruciate ligament reconstruction. Arch Phys Med Rehabil 2002; 83(10): 1472-5
28. DeVita P, Torry M, Glover KL, Speroni DL. A functional knee brace alters joint torque and power patterns during walking and running. J Biomech 1996; 29(5): 583-8
29. Wu GK, Ng GY, Mak AF. Effects of knee bracing on the functional performance of patients with anterior cruciate ligament reconstruction. Arch Phys Med Rehabil 2001; 82(2): 282-5
30. Chen CH, Liu X, Yeh ML, Huang MH, Zhai Q, Lowe WR, et al. Pathological changes of human ligament after complete mechanical unloading. Am J Phys Med Rehabil 2007; 86(4): 282-9
31. Rupp S, Lanta P, Schulz H. [Reduction of the anterior drawer of the knee joint by rehabilitation orthoses. Comparison of the MVP orthosis vs. the Donjoy-Gold point orthosis]. Unfallchirurg 1995; 98(9): 474-7
32. Harilainen A, Sandelin J. Post-operative use of knee brace in bone-tendon-bone patellar tendon anterior cruciate ligament reconstruction: 5-year follow-up

results of a randomized prospective study. Scand J Med Sci Sports 2006; 16(1): 14-8

33. Mishra DK, Daniel DM, Stone ML. The use of functional knee braces in the control of pathologic anterior knee laxity. Clin Orthop Relat Res 1989; 241): 213-20

34. Ramsey DK, Lamontagne M, Wretenberg PF, Valentin A, Engstrom B, Nemeth G. Assessment of functional knee bracing: an in vivo three-dimensional kinematic analysis of the anterior cruciate deficient knee. Clin Biomech (Bristol, Avon) 2001; 16(1): 61-70

35. Theoret D, Lamontagne M. Study on three-dimensional kinematics and electromyography of ACL deficient knee participants wearing a functional knee brace during running. Knee Surg Sports Traumatol Arthrosc 2006; 14(6): 555-63

36. Schroder D, Passler HH. Combination of cold and compression after knee surgery. A prospective randomized study. Knee Surg Sports Traumatol Arthrosc 1994; 2(3): 158-65

37. Dervin GF, Taylor DE, Keene GC. Effects of cold and compression dressings on early postoperative outcomes for the arthroscopic anterior cruciate ligament reconstruction patient. J Orthop Sports Phys Ther 1998; 27(6): 403-6

38. Fairbank TJ. Knee joint changes after meniscectomy. J Bone Joint Surg Br 1948; 30(664-670

39. Wolfel R, Kohne G, Schaller C, Gerland S, Walter M. [Dangers in skiing]. Sportverletz Sportschaden 2003; 17(3): 132-6

40. Steadman JR. Rehabilitation of acute injuries of the anterior cruciate ligament. Clin Orthop Relat Res 1983; 172): 129-32

41. List M. Physiotherapie in der Traumatologie 5. Berlin: Springer-Verlag, 2008: 313-4

42. Mayr HO, Weig TG, Plitz W. Arthrofibrosis following ACL reconstruction--reasons and outcome. Arch Orthop Trauma Surg 2004; 124(8): 518-22

43. Buchner M, Schmeer T, Schmitt H. Anterior cruciate ligament reconstruction with quadrupled semitendinosus tendon - minimum 6 year clinical and radiological follow-up. Knee 2007; 14(4): 321-7

44. Gobbi A, Francisco R. Factors affecting return to sports after anterior cruciate ligament reconstruction with patellar tendon and hamstring graft: a prospective clinical investigation. Knee Surg Sports Traumatol Arthrosc 2006; 14(10): 1021-8

45. Flandry F, Hunt JP, Terry GC, Hughston JC. Analysis of subjective knee complaints using visual analog scales. Am J Sports Med 1991; 19(2): 112-8
46. Dargel J, Feiser J, Gotter M, Pennig D, Koebke J. Side differences in the anatomy of human knee joints. Knee Surg Sports Traumatol Arthrosc 2009; 17(11): 1368-76
47. Risberg MA, Holm I, Steen H, Beynnon BD. Sensitivity to changes over time for the IKDC form, the Lysholm score, and the Cincinnati knee score - A prospective study of 120 ACL reconstructed patients with a 2-year follow-up. Knee Surg Sports Traumatol Arthrosc 1999; 7(3): 152-9
48. Brosseau L, Balmer S, Tousignant M, O'Sullivan JP, Goudreault C, Goudreault M, et al. Intra- and intertester reliability and criterion validity of the parallelogram and universal goniometers for measuring maximum active knee flexion and extension of patients with knee restrictions. Arch Phys Med Rehabil 2001; 82(3): 396-402
49. Gogia PP, Braatz JH, Rose SJ, Norton BJ. Reliability and validity of goniometric measurements at the knee. Phys Ther 1987; 67(2): 192-5
50. Watkins MA, Riddle DL, Lamb RL, Personius WJ. Reliability of goniometric measurements and visual estimates of knee range of motion obtained in a clinical setting. Phys Ther 1991; 71(2): 90-6; discussion 96-7
51. Amis AA, Beynnon B, Blankevoort L, Chambat P, Christel P, Durselen L, et al. Proceedings of the ESSKA Scientific Workshop on Reconstruction of the Anterior and Posterior Cruciate Ligaments. Knee Surg Sports Traumatol Arthrosc 1994; 2(3): 124-32
52. Bernard M, Hertel P. Die intraoperative und postoperative Insertionskontrolle bei vorderen Kreuzbandplastiken. Ein radiologisches Messverfahren (Quadrantenmethode). [Intraoperative and postoperative insertion control of anterior cruciate ligament-plasty. A radiologic measuring method (quadrant method)]. Unfallchirurg 1996; 99(5): 332-40
53. Sommer C, Friederich NF, Muller W. Improperly placed anterior cruciate ligament grafts: correlation between radiological parameters and clinical results. Knee Surg Sports Traumatol Arthrosc 2000; 8(4): 207-13
54. Higgins LD, Taylor MK, Park D, Ghodadra N, Marchant M, Pietrobon R, et al. Reliability and validity of the International Knee Documentation Committee (IKDC) Subjective Knee Form. Joint Bone Spine 2007; 74(6): 594-9

55. Mayr HO, Grape T, Muench EO, Plitz W. Die Autologe Knorpel-Knochen-Transplantation bei Osteochondrosis dissecans des medialen Femurcondylus. Arthroskopie 2003; 16): 262-5
56. Brittberg M, Winalski CS. Evaluation of cartilage injuries and repair. J Bone Joint Surg Am 2003; 85-A Suppl 2(58-69
57. Brandsson S, Faxén E, Kartus J, Eriksson BI, Karlsson J. Is a knee brace advantageous after anterior cruciate ligament surgery? A prospective, randomised study with a two-year follow-up. Scand J Med Sci Sports 2001; 11(2): 110-4
58. Wright RW, Fetzer GB. Bracing after ACL reconstruction: a systematic review. Clin Orthop Relat Res 2007; 455(162-8
59. Warming T, Jorgensen U. The effect of bracing on extension strength in patients with ACL insufficiency. Scand J Med Sci Sports 1998; 8(1): 14-9
60. Andersson D, Samuelsson K, Karlsson J. Treatment of anterior cruciate ligament injuries with special reference to surgical technique and rehabilitation: an assessment of randomized controlled trials. Arthroscopy 2009; 25(6): 653-85
61. Martinek V, Friederich NF. To brace or not to brace? Wie sinnvoll sind Knieorthesen in der Rehabilitation?; To brace or not to brace? How effective are knee braces in rehabilitation? Der Orthopaede 1999; 28(6): 565-70
62. Rebel M, Paessler HH. The effect of knee brace on coordination and neuronal leg muscle control: an early postoperative functional study in anterior cruciate ligament reconstructed patients. Knee Surg Sports Traumatol Arthrosc 2001; 9(5): 272-81
63. Risberg MA, Beynnon BD, Peura GD, Uh BS. Proprioception after anterior cruciate ligament reconstruction with and without bracing. Knee Surg Sports Traumatol Arthrosc 1999; 7(5): 303-9
64. Birmingham TB, Kramer JF, Kirkley A, Inglis JT, Spaulding SJ, Vandervoort AA. Knee bracing after ACL reconstruction: effects on postural control and proprioception. Med Sci Sports Exerc 2001; 33(8): 1253-8
65. Jarvela T, Kannus P, Latvala K, Jarvinen M. Simple measurements in assessing muscle performance after an ACL reconstruction. Int J Sports Med 2002; 23(3): 196-201
66. Risberg MA, Holm I, Steen H, Eriksson J, Ekeland A. The effect of knee bracing after anterior cruciate ligament reconstruction. A prospective, randomized study with two years' follow-up. Am J Sports Med 1999; 27(1): 76-83

67. Jerosch J, Prymka M. Knee joint proprioception in normal volunteers and patients with anterior cruciate ligament tears, taking special account of the effect of a knee bandage. Arch Orthop Trauma Surg 1996; 115(3-4): 162-6
68. Johnson DS, Ryan WG, Smith RB. Does the Lachman testing method affect the reliability of the International Knee Documentation Committee (IKDC) Form? Knee Surg Sports Traumatol Arthrosc 2004; 12(3): 225-8
69. Sernert N, Kartus J, Kohler K, Stener S, Larsson J, Eriksson BI, et al. Analysis of subjective, objective and functional examination tests after anterior cruciate ligament reconstruction. A follow-up of 527 patients. Knee Surg Sports Traumatol Arthrosc 1999; 7(3): 160-5
70. Kartus J, Stener S, Lindahl S, Engstrom B, Eriksson BI, Karlsson J. Factors affecting donor-site morbidity after anterior cruciate ligament reconstruction using bone-patellar tendon-bone autografts. Knee Surg Sports Traumatol Arthrosc 1997; 5(4): 222-8
71. Petersen W, Laprell H. Combined injuries of the medial collateral ligament and the anterior cruciate ligament. Early ACL reconstruction versus late ACL reconstruction. Arch Orthop Trauma Surg 1999; 119(5-6): 258-62
72. Beynnon BD, Pope MH, Wertheimer CM, Johnson RJ, Fleming BC, Nichols CE, et al. The effect of functional knee-braces on strain on the anterior cruciate ligament in vivo. J Bone Joint Surg Am 1992; 74(9): 1298-312
73. Engelhardt M, Freiwald J, Rittmeister M. Rehabilitation nach vorderer Kreuzbandplastik [Rehabilitation after anterior cruciate ligament reconstruction]. Orthopade 2002; 31(8): 791-8
74. Moeller E, Forssblad M, Hansson L, Wange P, Weidenhielm L. Bracing versus nonbracing in rehabilitation after anterior cruciate ligament reconstruction: a randomized prospective study with 2-year follow-up. Knee Surg Sports Traumatol Arthrosc 2001; 9(2): 102-8
75. Cibere J, Bellamy N, Thorne A, Esdaile JM, McGorm KJ, Chalmers A, et al. Reliability of the knee examination in osteoarthritis: effect of standardization. Arthritis Rheum 2004; 50(2): 458-68
76. Becher C, Springer J, Feil S, Cerulli G, Paessler HH. Intra-articular temperatures of the knee in sports - an in-vivo study of jogging and alpine skiing. BMC Musculoskelet Disord 2008; 9(46)
77. Dahlstedt L, Samuelson P, Dalen N. Cryotherapy after cruciate knee surgery. Skin, subcutaneous and articular temperatures in 8 patients. Acta Orthop Scand 1996; 67(3): 255-7

78. Konrath GA, Lock T, Goitz HT, Scheidler J. The use of cold therapy after anterior cruciate ligament reconstruction. A prospective, randomized study and literature review. Am J Sports Med 1996; 24(5): 629-33
79. Daniel DM, Stone ML, Arendt DL. The effect of cold therapy on pain, swelling, and range of motion after anterior cruciate ligament reconstructive surgery. Arthroscopy 1994; 10(5): 530-3
80. Ejerhed L, Kartus J, Sernert N, Koehler K, Karlsson J. Patellar tendon or semitendinosus tendon autografts for anterior cruciate ligament reconstruction? A prospective randomized study with a two-year follow-up. Am J Sports Med 2003; 31(1): 19-25
81. Giron F, Aglietti P, Cuomo P, Mondanelli N, Ciardullo A. Anterior cruciate ligament reconstruction with double-looped semitendinosus and gracilis tendon graft directly fixed to cortical bone: 5-year results. Knee Surg Sports Traumatol Arthrosc 2005; 13(2): 81-91
82. Laxdal G, Sernert N, Ejerhed L, Karlsson J, Kartus JT. A prospective comparison of bone-patellar tendon-bone and hamstring tendon grafts for anterior cruciate ligament reconstruction in male patients. Knee Surg Sports Traumatol Arthrosc 2007; 15(2): 115-25
83. Lidén M, Ejerhed L, Sernert N, Laxdal G, Kartus J. Patellar tendon or semitendinosus tendon autografts for anterior cruciate ligament reconstruction: a prospective, randomized study with a 7-Year follow-up. Am J Sports Med 2007; 35(5): 740-8

7. Thesen der Dissertation

1. Patienten, die nach vorderer Kreuzbandplastik mit wassergefülltem Soft Brace statt eines Hard Brace nachbehandelt wurden, erreichen im Mittel signifikant bessere Ergebnisse bei der subjektiven Beurteilung des Knies nach IKDC, sowie den Scores nach Tegner und Lysholm.

2. Die Nachbehandlung der vorderen Kreuzbandplastik mit einem wassergefüllten Soft Brace führt im Vergleich zum Hard Brace zu weniger Erguss und Schwellung.

3. Postoperative Verwendung eines wassergefüllten Soft Brace bedingt im Vergleich zum Hard Brace signifikant geringeres Streckdefizit bei vergleichbarem Gesamtbewegungsumfang.

4. 12 Monate postoperativ geben Patienten, die ein wassergefülltes Soft Brace getragen hatten ein signifikant geringeres mittleres Schmerzniveau unter Belastung an.

5. Wassergefülltes Soft Brace und Hard Brace unterscheiden sich in Bezug auf Laxizität und Oberschenkelhypotrophie der behandelten Kniegelenke nicht signifikant.

6. Die Messung der Oberflächentemperatur mittels Infrarotthermometer eignet sich nicht als zuverlässige Methode zur Quantifizierung von Kühlung oder Überwärmung am Kniegelenk

8. Anlagen

Anlage 1: Danksagung

Besonderer Dank gilt

meiner liebsten Emily, ihrer und meiner Familie für Verständnis und Rücksicht

Herrn PD Dr. Hermann Mayr für die Überlassung des Themas, die Betreuung und alles, was ich im Rahmen der Promotionsarbeit über das Kniegelenk, das vordere Kreuzband und die vordere Kreuzbandplastik lernen konnte

den Patienten, die sich zur Teilnahme bereit erklärten und mir ihre Zeit für die Nachuntersuchungen schenkten.

Anlage 2: Nachbehandlungsprotokoll

Zeitraum	Aktivitäten
OP-Tag/1. Tag	- Anlage des Braces mit Bewegungslimitierung: 0/0/90 Extension/Flexion - Anspannen der Kniebeuger - Anspannen der Kniestrecker nur in der geschlossenen Kette - Aktive Fußbewegung
2. Tag	- Motorschienenbeübung mit zunehmender Bewegung (Beginn max. 0/0/50) - aktive Kniestreckung nur in der geschlossenen Kette - Lymphdrainage - Beginn mit elektrischer Muskelstimulation
3. - 7.Tag	- 4-Punktegang mit Belastung nach Toleranz - 1/3 Kniebeugen E/F 0/20/50 mit erhöhten Fersen - Beübung der Ab- und Adduktoren - Knieflexion gegen Widerstand
8. - 14.Tag	- Fortführung der bisherigen Physiotherapie, Gangschulung - Vollbelastung ab dem 12. Tag - Beinpresse E/F 0/40/90 max. 1/3 Körpergewicht Belastung - Kokontraktion (Kniestrecker/Kniebeuger) - Beübung der Fußmuskulatur, Sprunggelenksstabilisation - Stretching nach Anweisung durch den Therapeuten - für 4 Wochen: treppauf gesundes Bein voran, treppab operiertes Bein voran
3. - 6.Woche	- Fortführung der bisherigen Physiotherapie, Anleitung zur Selbstbeübung - Standfahrrad mit geringem Widerstand (falls Flexion über 100° erreicht) - Koordinationsübungen - Beübung in offener Kette ab 5. Woche - Beginn mit einbeinigen Stabilisierungsübungen ab 5. Woche - Aquajogging ab 5. Woche
7. - 12.Woche	- 7.Woche: Entwöhnung vom Brace - gesteigerte Koordinations- und Kräftigungsübungen - Radfahren in der Ebene ab 8. Woche - einbeinige, gestützte Kniebeugen und side-to-side-steps - Gehen/Laufen auf der Stelle, vorwärts, rückwärts gegen Widerstand

Anlage 3: Formblätter nach Mayr, Hein

Der Fragebogen zur Patientenuntersuchung wurde einmalig präoperativ erhoben. Zur Dokumentation der Untersuchungsbefunde T0 (unmittelbar präoperativ = max. 24h), T1 (1 Tag postoperativ), T2 (5 Tage postoperativ), T3 (12 Tage postoperativ), T4 (6 Wochen postoperativ), T5 (12 Wochen postoperativ), T6 (6 Monate postoperativ) und T7 (1 Jahr postoperativ) wurde jeweils ein entsprechendes Formblatt verwendet. Zu bestimmten Zeitpunkten aus medizinischen Gründen nicht durchführbare Untersuchungen, die womöglich das Rehabilitationsergebnis negativ beeinflusst hätten, wurden hierbei übersprungen und zu späteren Zeitpunkten wieder aufgenommen. Detaillierte Beschreibungen der Untersuchungszeitpunkte sind im Abschnitt „Material und Methoden" zu finden, exemplarische Formblätter im Folgenden:

Fragebogen zur Patientenuntersuchung:

Name:_____ Vorname:_____ Geb.Datum:___/___/___

1. Anamnese:

    Zeitpunkt des Unfalls: ___/___/___
    Zeitpunkt der Operation: ___/___/___

    Abstand Unfall – Vordere Kreuzbandplastik: sofort, < 2 Tage, < 1, < 2, < 4, < 6, < 9 Wochen, < 3 Monate, < 6 Monate, > 6 Monate, > 2 Jahre, > 5 Jahre

    Röntgen Δ p.-a. im Stehen prä op (Datum: ___/___/___):
    Retropatellararthrose: 0, I (Fairbank)
    Gonarthrose: 0, I (Fairbank)

    MRI-Befund prä op (Datum: ___/___/___):
    Gonarthrose   0   1
    Retropatellararthrose   0   1
    Vordere Kreuzbandruptur   frisch   alt   vollständig   inkomplett
    Innenmeniskusläsion
    Aussenmeniskusläsion
    bone bruise
    med. Kapselbandläsion
    lat. Kapselbandläsion

    intraoperativer Befund: VKB-ruptur,   HKB-Partialuptur,   med. Instabilität,   lat. Instabilität,   IM-läsion,   AM-läsion,
    Knorpelschäden (Outerbridge: °I,   °II,   °III,   °IV),   Z.n. Fraktur,
    Z.n. bone bruise,   intraartikuläre Briden

    Weitere Eingriffe: IM-resektion,   IM-Naht,   AM-resektion,   AM-Naht,   Knorpelglättung,

    OP-Dauer: < 40,   < 60 Minuten,   < 2,   > 2 Stunden

    War das Knie vor Operation: überwärmt,   gerötet,   Erguss im Knie,   geschwollen

    Komplikationen perioperativ: Thrombose,   Infekt,   Reflexdystrophie,   Sonstiges

Untersuchungsbefund T0 bis T7

Pat.: Name:_____ Vorname:_____ Geb.Datum:___/___/____

Untersuchung des Knies (Datum: ___/___/___):

Befund bei Untersuchung:

subjektiv:

subjektive Beschwerden

VAS im täglichen Leben(Schmerzen Knie)
keine   unerträglich
  0   1   2   3   4   5   6   7   8   9   10

Schmerz in Ruhe (VAS)
0—1—2—3—4—5—6—7—8—9—10

Schmerz bei leichter körperlicher Belastung (VAS)
0—1—2—3—4—5—6—7—8—9—10

Schmerz bei sportlicher Belastung (VAS)
0—1—2—3—4—5—6—7—8—9—10

Grad der Beschwerden   mäßig   mittel   stark

- Kein Schmerz
- Kein Schmerz beim Knien auf der zu operierenden Seite
- Schmerz beim Knien auf der zu operierenden Seite
- Knien auf der zu operierenden Seite schmerzbedingt nicht möglich
- Schmerzen beim Stehen
- Ruheschmerz
- Schmerzen beim Gehen in der Ebene
- Schmerz beim Bergabgehen
- Schmerz beim Bergaufgehen
- Schmerz beim Aufstehen aus dem Sitzen
- Einnahme der Hocke unmöglich
- Einbeinige Kniebeuge unmöglich
- Bewegungseinschränkung
- Blockaden

objektiv:

- Beinachse gerade
- varus
- valgus
- Erguss
- med Aufklappbarkeit
- lat Aufklappbarkeit
- Lachman +
- Pivot shift   glide   clunk
- Crepitatio femoro-tibial
- Crepitatio retropatellar
- Schnappen
- Schmerzangabe med Kompartment
- Schmerzangabe lat Kompartment
- Schmerzangabe retropatellar
- tastbares freies Dissekat

Bewegungsumfang:

Rechts: ___/___/___   Links: ___/___/___
(OP-Seite bitte ankreuzen!)

Umfangsmaße:

Messpunkt	Rechts	Links	Differenz re.-li.
20 cm oberhalb oberem Patellarand			
15 cm oberhalb oberem Patellarand			
10 cm oberhalb oberem Patellarand			
5 cm oberhalb oberem Patellarand			
Oberer Patellarand			
Patellamitte			
Unterer Patellarand			
Max. Wadenumfang			
Fesselumfang			

Temperatur:

Messpunkt	Rechts	Links	Differenz re.-li.
Kniekehle medial			
Kniekehle lateral			
Vorderseite ventromedial			
Vorderseite ventrolateral			
Vorderseite suprapatellar			

Messungen mit KT1000TM Arthrometer:

Verwendete Zug-/Druckkraft	Rechts	Links	Differenz re.-li.
15 lbs. nach ventral (Vorschub in mm)			
20 lbs. nach ventral (Vorschub in mm)			
30 lbs. nach ventral (Vorschub in mm)			
Maximaler manueller Vorschub (in mm)			
15 lbs. nach dorsal (Vorschub in mm)			
20 lbs. nach dorsal (Vorschub in mm)			

Anlage 4: IKDC 2000 Formblatt zur Untersuchung des Knies

IKDC 2000 FORMBLATT ZUR UNTERSUCHUNG DES KNIES

Name des Patienten: _____
Geburtsdatum: ____/____/____
                Tag Monat Jahr
Geschlecht: W   M   **Alter:** _____
Untersuchungsdatum: ____/____/____
                         Tag Monat Jahr

Allgemeine Laxizität:	verminderte Laxizität		normal	erhöhte Laxizität
Beinachse:	eindeutig Varus		normal	eindeutig Valgus
Patellastellung:	baja		normal	alta
Subluxation/Dislokation der Patella:		zentriert subluxierbar	subluxiert	disloziert

Bewegungsausmaß (Streckung/Beugung): Betroffene Seite: passiv ___/___/___ aktiv ___/___/___
                                          Normale Seite: passiv ___/___/___ aktiv ___/___/___

SIEBEN GRUPPEN	VIER GRADE				*GRUPPENGRAD			
	Normal	Fast normal	Abnormal	Deutlich abnormal	A	B	C	D
1. Erguß	kein	leicht	mäßig	deutlich				
2. **Passives Bewegungsdefizit**								
Δ Streckdefizit	< 3°	3-5°	6-10°	> 1	0°			
Δ Beugedefizit	0-5°	6-15°	16-25°	>	25°			
3. **Ligamentuntersuchung** (manuell, instrumentell, Röntgen)								
Δ Lachman Test (25° Beugung) (134 N)	-1-2mm	3-5mm (1+) <-1- -3	6-10mm (2+) < -3 steif	>10mm (3+)				
Δ Lachman Test (25° Beugung) manuell, max. Vorderer Endpunkt:	-1-2mm fest	3-5mm	6-10mm unsicher	>10mm				
Δ Gesamt AP-Translation (25°)	0-2mm	3-5mm	6-10mm	>10mm				
Δ Gesamt AP-Translation (70°)	0-2mm	3-5mm	6-10mm	>10mm				
Δ Hintere Schublade (70°)	0-2mm	3-5mm	6-10 mm	>10mm				
Δ Valgusstress	0-2mm	3-5mm	6-10mm	>10mm				
Δ Varusstress	0-2mm	3-5mm	6-10mm >	10mm				
Δ Außenrotationstest (30°)	< 5°	6-10 °	11-19 °	>20 °				
Δ Außenrotationstest (90°)	< 5°	6-10 °	11-19 °	>20 °				
Δ Pivot shift	gleich	+Gleiten	++(dumpf)	+++ (laut)				
Δ Reverse pivot shift	gleich	Gleiten	stark	ausgeprägt				
4. **Kompartmentbefunde**		**Krepitation**	**Krepitation mit**					
Δ Krepitation anterior (PF)	kein	mäßig	leichtem Schmerz	> leichtem Schmerz				
Δ Krepitation mediales Komp.	kein	mäßig	leichtem Schmerz	> leichtem Schmerz				
Δ Krepitation laterales Komp.	kein	mäßig	leichtem Schmerz	> leichtem Schmerz				

5. Transplantatentnahme-morbidität	kein	gering	mäßig	deutlich
6. Röntgenbefund:				
Medialer Gelenkspalt	kein	gering	mäßig	deutlich
Lateraler Gelenkspalt	kein	gering	mäßig	deutlich
Femoropatellar-Gelenk	kein	gering	mäßig	deutlich
Vorderer Gelenkspalt (sagittal)	kein	gering	mäßig	deutlich
Hinterer Gelenkspalt (sagittal)	kein	gering	mäßig	deutlich
7. Funktionstest				
Hüpfen auf einem Bein (in % der gegenüberliegenden Seite)	≥ 90%	89-76%	75-50%	< 50%

** **Abschlußbeurteilung**

*   Gruppengrad: Der Gruppengrad richtet sich nach dem niedrigsten Grad innerhalb einer Gruppe.
**   Abschlußbeurteilung: Bei akuten und subakuten Patienten richtet sich die Abschlußbeurteilung nach dem schlechteren Gruppengrad. Bei chronischen Patienten wird die prä- und postoperative Beurteilung verglichen. Bei einer Abschlußbeurteilung werden nur die ersten drei Gruppen beurteilt, jedoch werden alle Gruppen dokumentiert.
Der Unterschied zwischen dem betroffenen Knie und dem normalen Knie, bzw. dem, was als normal angesehen wird.

IKDC-AUSSCHUSS:
AOSSM: Anderson, A., Bergfeld, J., Boland, A., Dye, S., Feagin, J., Harner, C., Mohtadi, N., Richmond, J., Shelbourne, D., Terry, G.
ESSKA: Staubli, H, Hefti , F, Höher, J., Jacob, R., Müller, W., Neyret, P.
APOSSM: Chan, K., Kurosaka, M.

Anlage 5: IKDC 2000 Formblatt zur Anamnese des Knies

IKDC 2000 FORMBLATT ZUR ANAMNESE DES KNIES

Nachname des Patienten_____
Geburtsdatum____/_____/____
               Tag   Monat Jahr

Datum der Verletzung: ____/_____/____ Datum der ersten Untersuchung: ____/_____/____
                     Tag   Monat Jahr   Tag   Monat Jahr

Heutiges Datum____/_____/____
              Tag   Monat Jahr

Betroffenes Knie: rechts   links

Kontralateral: normal   nahezu normal   abnormal   stark abnormal

Beginn der Beschwerden: (Datum) ____/_____/____
                                       Tag Monat Jahr
Hauptbeschwerde:_____

Aktivität, bei der die Verletzung auftrat: Aktivität des tägl. Lebens   Sport
                                                           Verkehrsunfall   Arbeit

Verletzungsmechanismus:

    allmähliches Eintreten ohne Trauma   Beginn mit   Trauma ohne Kontakt
    plötzlicher Beginn ohne Trauma   Beginn mit Tra   uma und Kontakt

Frühere Operationen:

Operationsart: (Bitte alle zutreffenden Operationen ankreuzen)

Meniskusoperation:

        Mediale Meniskektomie   Laterale Meniskektomie
        Mediale Meniskusrefixation   Laterale Meniskus   refixation
        Mediale Meniskustransplantation   Laterale Meni   skustransplantation

Bänderoperation:

        Naht des vorderen Kreuzbandes (VKB)   Ersatzplas   tik des VKB
        Extraartikuläre Rekonstruktion VKB
        Naht des hinteren Kreuzbandes (HKB)   Intraarti   kuläre Ersatzplastik des HKB
        Rekonstruktion der posterolateralen Gelenkecke
        Naht/Rekonstruktion des Lig. collaterale mediale
        Naht/Rekonstruktion des Lig. collaterale lateral   e

Transplantattyp:

        Lig. patellae   ipsilateral   kontralateral
        Einzel-Hamstring Transplantat
        Hamstring Transplantat (Doppelbündel)
        Hamstring Transplantat (Vierfachbündel)
        Quadrizepssehnen-Transplantat
        Allotransplantat
        Sonstiges

Operationen am Streckapparat

 Naht des Lig. Patellae   Naht der Quadrizepssehne

Operationen bei femoropatellarer Instabilität

 Eingriffe am Streckapparat

  Weichteileingriff

   mediale Doppelung/Raffung   Lateral Release

  Eingriffe am Knochen

   Versetzung der Tuberositas tibiae nach
    proximal   distal   medial   lateral anterior
   Trochleaplastik   Patellektomie

Operation bei Arthrose

  Osteotomie   Operation am Gelenkknorpel   Glättern   Abrasion
  Anbohren   Mikrofrakturierung   Zellentherapie
  Autologer osteochondraler Transfer/Mosaikplastik   Sonstiges

  Gesamtzahl bisheriger Operationen_____

Bildgebende Untersuchungen:

  MRT   CT   Arthrogramm   Knochenszintigraphie

Befunde:

  Ligamente_____
  Menisci _____
  Gelenkknorpel_____
  Knochen_____

Anlage 6: IKDC 2000 Formblatt zur subjektiven Beurteilung des Knies

IKDC 2000 FORMBLATT ZUR SUBJEKTIVEN BEURTEILUNG DES KNIES

Name _____

Heutiges Datum: _____/_____/_____ Datum der Verletzung _____/_____/_____
                  Tag   Monat   Jahr   Tag   Monat   Jahr

SYMPTOME*:

* Wählen Sie zur Beurteilung der Symptome die höchste Aktivitätsstufe, die Sie Ihrer Meinung nach ohne erhebliche Symptome ausüben könnten, selbst wenn Sie auf dieser Stufe keine Aktivitäten ausüben.

1. Was ist die höchste Aktivitätsstufe, die Sie ohne erhebliche Schmerzen im Knie ausüben können?

    Sehr anstrengende Aktivitäten wie Springen oder Drehbewegungen bei einseitiger Fußbelastung (Basketball oder Fußball)
    Anstrengende Aktivitäten wie schwere körperliche Arbeit, Skilaufen oder Tennis
    Mäßig anstrengende Aktivitäten wie mäßige körperliche Arbeit, Laufen oder Joggen
    Leichte Aktivitäten wie Gehen, Haus- oder Gartenarbeit
    Ich kann aufgrund meiner Schmerzen im Knie keine der oben genannten Aktivitäten ausführen.

2. Wie oft hatten Sie in den vergangenen 4 Wochen, seit dem Auftreten Ihrer Verletzung bzw. seit dem letzten Untersuchungstermin Schmerzen?
Kreuzen Sie eines der Kästchen in der nachstehenden Skala an. Die Skala beginnt mit 0 (Nie) und geht mit zunehmender Häufigkeit der Schmerzen bis zu 10 (ständig Schmerzen).

    0   1   2   3   4   5   6   7   8   9   10
    Nie   ständig Schmerzen

3. Wie stark sind Ihre Schmerzen?
Kreuzen Sie eines der Kästchen in der nachstehenden Skala an. Die Skala beginnt mit 0 (keine Schmerzen) und geht mit zunehmender Stärke der Schmerzen bis zu 10 (unerträgliche Schmerzen).

    0   1   2   3   4   5   6   7   8   9   10

    Keine Schmerzen   unerträgliche Schmerzen

4. Wie steif oder geschwollen war Ihr Knie während der vergangenen 4 Wochen, seit dem Auftreten Ihrer Verletzung bzw. seit dem letzten Untersuchungstermin?

    überhaupt nicht
    etwas
    ziemlich
    sehr
    extrem

5. Was ist die höchste Aktivitätsstufe, die Sie ohne erhebliches Anschwellen des Knies ausüben können?

    Sehr anstrengende Aktivitäten wie Springen oder Drehbewegungen bei einseitiger Fußbelastung (Basketball oder Fußball)

Anstrengende Aktivitäten wie schwere körperliche Arbeit, Skilaufen oder Tennis
Mäßig anstrengende Aktivitäten wie mäßige körper liche Arbeit, Laufen oder Joggen
Leichte Aktivitäten wie Gehen, Haus- oder Garten arbeit
Ich kann aufgrund meiner Schmerzen im Knie keine der oben genannten Aktivitäten ausführen.

6. Hatten Sie in den <u>vergangenen 4 Wochen,</u> seit dem Auftreten Ihrer Verletzung bzw. seit dem letzten Untersuchungstermin ein gesperrtes Knie oder ist Ihr Knie aus- und wieder eingeschnappt?

Ja Nein

7. Was ist die höchste Aktivitätsstufe, die Sie ohne erhebliche durch Knieschwäche verursachte Gangunsicherheit einhalten können?

Sehr anstrengende Aktivitäten wie Springen oder Drehbewegungen bei einseitiger Fußbelastung (Basketball oder Fußball)
Anstrengende Aktivitäten wie schwere körperliche Arbeit, Skilaufen oder Tennis
Mäßig anstrengende Aktivitäten wie mäßige körper liche Arbeit, Laufen oder Joggen
Leichte Aktivitäten wie Gehen, Haus- oder Garten arbeit
Ich kann aufgrund meiner Schmerzen im Knie keine der oben genannten Aktivitäten ausführen.

SPORTLICHE BETÄTIGUNG:

8. Was ist die höchste Aktivitätsstufe, an der Sie regelmäßig teilnehmen können?

Sehr anstrengende Aktivitäten wie Springen oder Drehbewegungen bei einseitiger Fußbelastung (Basketball oder Fußball)
Anstrengende Aktivitäten wie schwere körperliche Arbeit, Skilaufen oder Tennis
Mäßig anstrengende Aktivitäten wie mäßige körper liche Arbeit, Laufen oder Joggen
Leichte Aktivitäten wie Gehen, Haus- oder Garten arbeit
Ich kann aufgrund meines Knies keine der oben ge nannten Aktivitäten ausführen.

9. Wie schwierig sind aufgrund Ihres Knies die folgenden Aktivitäten für Sie?

	überhaupt nicht schwierig	minimal schwierig	ziemlich schwierig	extrem schwierig	un- möglich
a. Treppensteigen					
b. Treppe hinuntergehen					
c. Auf dem vorderen Knie knien					
d. Hockstellung					
e. Normal sitzen					
f. Vom Stuhl aufstehen					
g. Geradeaus laufen					
h. Hochspringen und auf dem betroffenen Bein landen					
i. Beim Gehen (bzw. Laufen, wenn Sie Sportler/in sind) schnell anhalten und Starten					

FUNKTION:

10. Wie würden Sie die Funktionsfähigkeit Ihres Knies auf einer Skala von 0 bis 10 beurteilen, wobei 10 eine normale und ausgezeichnete Funktionsfähigkeit bezeichnet und 0 die Unfähigkeit, irgendeine Ihrer normalen täglichen Aktivitäten, darunter möglicherweise auch Sport, auszuführen?

FUNKTIONSFÄHIGKEIT VOR DER KNIEVERLETZUNG:

Kann keine täglichen Aktivitäten ausführen							Keine Einschränkung der täglichen Aktivitäten			
0	1	2	3	4	5	6	7	8	9	10

DERZEITIGE FUNKTIONSFÄHIGKEIT IHRES KNIES:

Kann keine täglichen Aktivitäten ausführen							Keine Einschränkung der täglichen Aktivitäten			
0	1	2	3	4	5	6	7	8	9	10

Anlage 7: Tegner Activity Score

TEGNER ACTIVITY SCORE

NIVEAU 0	arbeitsunfähig durch Knieprobleme
NIVEAU I	Beruf: minimal, nur im Sitzen, spazieren nur auf ebenem Boden
NIVEAU II	Beruf: leicht, abwechselnd im Stehen oder im Sitzen/ spazieren gehen auf ebenem Boden
NIVEAU III	Beruf : mäßig, vor allem im Stehen aber auch sitzenden Tätigkeiten Leistungs- oder Freizeitsport: Schwimmen, spazieren gehen unter schweren Bedingungen
NIVEAU IV	Beruf: intensiv, nicht ständig schwere körperliche Arbeit Freizeitsport: Radrennfahren, Fahrradfahren, Langlaufen, Joggen auf unebenem Boden (2x wöch.)
NIVEAU V	Beruf: intensiv, schwere körperliche Arbeit Leistungssport: Radrennfahren, Langlaufen Freizeitsport: Joggen auf unebenem Boden (2xwöch.)
NIVEAU VI	Freizeitsport: Tennis, Federball, Handball, Basketball, Volleyball, Skifahren, Joggen (5x wöch.)
NIVEAU VII	Leistungssport: Tennis, Leichtathletik (Laufdisziplinen), Volleyball Freizeitsport: Fußball, Hockey, Squash, Leichtathletik (Sprungsdisziplinen)

Anlage 8: Lysholm Knee Scoring Scale

Lysholm Knee Scoring Scale

Hinken (5 Punkte)	- kein Hinken	(5)
	- leichtes oder zeitweises Hinken	(3)
	- starkes oder andauerndes Hinken	(0)
Gehhilfen (5 Punkte)	- ohne Gehhilfen, volle Belastung	(5)
	- Stock oder Unterarmstütze	(3)
	- keine Belastung möglich	(0)
Treppensteigen (10 Punkte)	- Keine Probleme	(10)
	- Leicht eingeschränkt	(6)
	- Nur Stufe für Stufe	(2)
	- Nicht möglich	(0)
Kniebeugen (5 Punkte)	- Keine Probleme	(5)
	- Leicht eingeschränkt	(4)
	- Nicht über 90°	(2)
	- Nicht möglich	(0)
Instabilität (30 Punkte)	- Kein „giving way"	(30)
	- selten beim Sport oder anderen starken Belastungen	(25)
	- Regelm. beim Sport oder anderen starken Belastungen	(20)
	- Manchmal bei Alltagsbewegungen	(10)
	- Öfters bei Alltagsbewegungen	(5)
	- Bei jedem Schritt	(0)
Schmerz (30 Punkte)	- Kein Schmerz	(30)
	- Manchmal und nur leicht während starker Belastung	(25)
	- Verstärkt bei „giving way"	(20)
	- Verstärkt bei starker Belastung	(15)
	- Verstärkt nach Gehstrecken über 2 km	(10)
	- Verstärkt nach Gehstrecken weniger als 2 km	(5)
	- Ständig und stark	(0)
Schwellung (10 Punkte)	- Keine	(10)
	- Mit „giving way"	(7)
	- Bei extremer Belastung	(5)
	- Bei normaler Belastung	(2)
	- Immer	(0)
Atrophie (5 Punkte)	- Keine	(5)
	- 1 bis 2 cm	(3)
	- Mehr als 2 cm	(0)

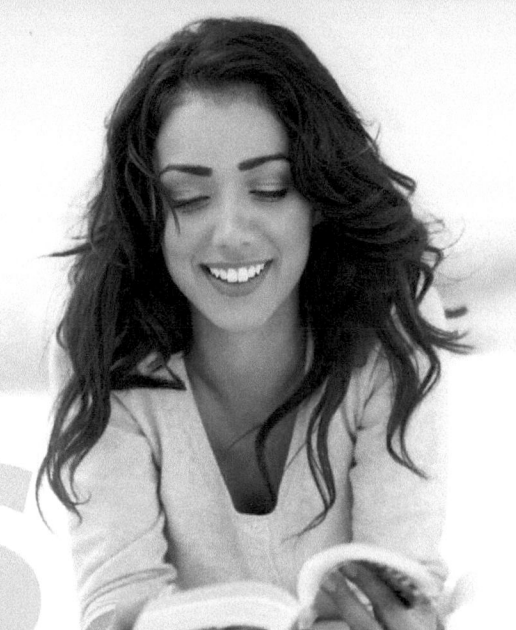

i want morebooks!

Buy your books fast and straightforward online - at one of world's fastest growing online book stores! Environmentally sound due to Print-on-Demand technologies.

Buy your books online at
www.get-morebooks.com

Kaufen Sie Ihre Bücher schnell und unkompliziert online – auf einer der am schnellsten wachsenden Buchhandelsplattformen weltweit! Dank Print-On-Demand umwelt- und ressourcenschonend produziert.

Bücher schneller online kaufen
www.morebooks.de

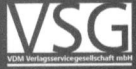 VDM Verlagsservicegesellschaft mbH
Heinrich-Böcking-Str. 6-8   Telefon: +49 681 3720 174   info@vdm-vsg.de
D - 66121 Saarbrücken   Telefax: +49 681 3720 1749   www.vdm-vsg.de

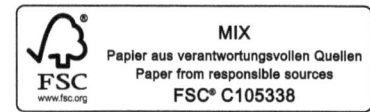

Printed by Books on Demand GmbH, Norderstedt / Germany